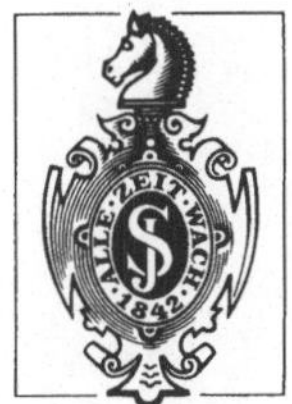
ALLE ZEIT WACH
1842

Christian Alzheimer

Nichtambulante Krisenintervention und Notfallpsychiatrie

Versuch einer Bestandsaufnahme der Lage in Westeuropa

Mit einem Geleitwort von W. Feuerlein

Mit 12 Abbildungen

Springer-Verlag
Berlin Heidelberg New York Tokyo

Dr. med. Christian Alzheimer
Unsöldstr. 7
8000 München 22

ISBN-13:978-3-540-16415-9 e-ISBN-13:978-3-642-93315-8
DOI: 10.1007/978-3-642-93315-8

CIP-Kurztitelaufnahme der Deutschen Bibliothek
Alzheimer, Christian: Nichtambulante Krisenintervention und Notfallpsychiatrie :
Versuch e. Bestandsaufnahme d. Lage in Westeuropa / Christian Alzheimer.
Mit e. Geleitw. von W. Feuerlein. -
Berlin ; Heidelberg ; New York ; Tokyo : Springer, 1986
ISBN-13:978-3-540-16415-9

2119/3145-543210

Geleitwort

Krisenintervention und die Notfallpsychiatrie haben in den letzten Jahrzehnten als neues Spezialgebiet innerhalb der Psychiatrie immer mehr Beachtung gefunden. Beide Gebiete berühren sich auf weiten Strecken, sind aber nicht identisch. Es kam zu einer Verbindung von Kriseninterventionszentren mit denen der Notfallpsychiatrie, vor allem unter den Gesichtspunkten der Einbindung in die Notfallpsychiatrie und der Gemeindenähe. Derartige Institutionen können zur Entlastung von psychiatrischen Krankenhäusern und von psychiatrischen Abteilungen in Allgemeinkrankenhäusern dienen und darüber hinaus die Versorgung von Patienten verbessern, die wegen psychiatrischer Notfälle und Krisen auf psychiatrische Stationen von Allgemeinkrankenhäusern aufgenommen werden. In den vergangenen Jahrzehnten sind in verschiedenen Ländern Nord- und Westeuropas Kriseninterventionszentren und notfallpsychiatrische Stationen eröffnet worden. Auch in der Bundesrepublik Deutschland sind in verschiedenen Großstädten einige derartige Einrichtungen etabliert worden.

Ein kurzer Blick auf diese Einrichtungen zeigt jedoch, daß sie in verschiedener Hinsicht sehr unterschiedlich sind. Dies dürfte einerseits mit ihrem Modellcharakter, zum anderen mit den unterschiedlichen Erfordernissen der jeweiligen örtlichen und institutionellen Gegebenheiten zusammenhängen.

Die wissenschaftliche Bearbeitung der mit diesen Einrichtungen zusammenhängenden Probleme (Aufgabenstellung, Struktur, Therapieprogramme, Zielgruppen, Effizienzbeurteilung) hat zur Voraussetzung eine Bestandsaufnahme und einen Vergleich der verschiedenen bestehenden Einrichtungen. Diesem Zweck soll die vorliegende Untersuchung dienen.

In ihrem ersten Teil wird zunächst eine Übersicht über die Theorie psychiatrischer Notfälle und Krisen sowie ihrer zahlreichen Randgebiete gegeben. Daran schließt sich ein Überblick über die Methoden der Krisenintervention und Notfallpsychiatrie an. Dann folgt eine Darstellung von 23 verschiedenen Einrichtungen aus Mittel- und Westeuropa sowie Israel.

Die Einrichtungen werden in folgende Gruppen eingeteilt:

1. Kombinierte intensivmedizinische-psychiatrische Versorgung, vor allem Liaisondienste
2. Psychiatrische Kriseninterventionsstationen im Rahmen von Allgemeinkrankenhäusern und psychiatrischen Krankenhäusern
3. Extramurale Einrichtungen unter psychiatrischer Leitung
4. Extramurale sozialorientierte Krisenzentren
5. Nichtambulante Kriseninterventionszentren im weiteren Sinn (längerfristige Krisenintervention, zielgruppenorientierte Krisenintervention und „Krisenbetten“ in ambulanten Einrichtungen).

Im folgenden wird ein Vergleich der verschiedenen Einrichtungsmodelle versucht. Dabei wird auch ausführlich auf das Problem von Selbstmordversuchen und Krisenintervention sowie auf die Zugangs- und Weiterverweisungswege hingewiesen. Im letzten Kapitel wird auf die gesundheitspolitischen Implikationen von Kriseninterventionseinrichtungen und Notfallpsychiatrie eingegangen. Zur Frage der Effizienz derartiger Einrichtungen wird darauf verwiesen, daß zumindest für den europäischen Bereich noch keine empirischen Ergebnisse vorliegen. Zum Schluß wird der gesundheitspolitische Stellenwert der Krisenintervention im vorstationären Bereich sowie im stationären Bereich diskutiert, getrennt nach den Möglichkeiten des Allgemeinkrankenhauses und des psychiatrischen Krankenhauses.

Die Untersuchung und ihre Auswertung zeichnet sich in verschiedener Hinsicht aus:

Durch die breite Basis des theoretischen Teils, durch die genauen, zum Teil vor Ort gewonnenen Informationen über die Einrichtungen, durch die gestraffte Darstellung und ausführliche Diskussion auf verschiedenen Ebenen: Vergleich der Einrichtungen, der Strategien, der gesundheitspolitischen und organisatorischen Folgerungen. Weitere Vorzüge sind die ausführlichen Anmerkungen sowie die ausgezeichnete Bearbeitung einer umfangreichen Literatur.

München, Januar 1986 W. Feuerlein

Danksagung

Herrn Prof. Dr. W. Feuerlein, Leiter der Psychiatrischen Poliklinik des Max-Planck-Instituts für Psychiatrie, München, danke ich für die freundliche Unterstützung und die wertvollen Anregungen, mit denen er die Arbeit begleitet und gefördert hat.

Herrn Dr. Th. Bronisch, stellvertretender Leiter der Psychiatrischen Poliklinik, verdanke ich interessante Hinweise auf psychotherapeutische Literatur.

Frau Vogl-Hertel, Chefsekretärin der Psychiatrischen Poliklinik, bin ich für die Abwicklung der umfangreichen Korrespondenz zu großem Dank verpflichtet.

Für das bereitwillige Entgegenkommen bei der Materialbeschaffung und der Durchführung der Datenerhebung, insbesondere aber für die Bereitschaft, eine Besichtigung an Ort und Stelle zu ermöglichen, danke ich den vielen in- und ausländischen Einrichtungen und Institutionen, mit denen ich im Laufe dieser Untersuchung in Kontakt kam. Stellvertretend für alle, die mich in brieflichem oder persönlichem Austausch unterstützten, seien genannt:

Prof. M. Colin, Dr. JM Elchardus, Hôpital E. Herriot, Lyon

Prof. I. Oswald, Dr. G. Wilkinson, Dr. N. Kreitman, Royal Edinburgh Hospital, Edinburgh

Dr. RMW Smeets, Krisiscentrum, Amsterdam

J. Lievens, Nat. Vereniging voor Geestelijke Gezondheidszorg, Gent

K. Coenegrachts, Vereniging Vlaamse Onthaaltehuizen, Berchem

Prof. JE Cooper, University of Nottingham, Nottingham

Dr. JH Henderson, WHO-Regional Office for Europe, Kopenhagen

Dr. H. Grivois, Hôtel-Dieu, Paris

Dr. MHC Donker, Utrecht

Dr. J. Cullberg, Nacka

Dr. G. Zilker, Bezirkskrankenhaus Haar bei München

Dr. A. Kurz, Klinikum Rechts der Isar, München

Dr. JHA Götte, Krankenhaus Am Urban, Berlin

Dr. CHE Kulessa, Psychiatrische Universitätsklinik, Heidelberg

Dr. H. Wedler, Städtische Kliniken, Darmstadt

Danksagung

Inhaltsverzeichnis

1 Einleitung

1.1 Zum Thema

Krisenintervention und Notfallpsychiatrie - 2 Begriffe aus der Akutversorgung, populär und ausufernd der eine, umschrieben und fachgebunden der andere, umreißen den Rahmen, in dem diese Untersuchung sich bewegt. Einen Rahmen freilich, wie er weiter und unbestimmter kaum sein könnte. Einige Eingrenzungen scheinen daher nötig: Krisenintervention als unmittelbare Hilfe bei normalen Lebenskrisen muß auf das Vorfeld professioneller Dienste beschränkt bleiben, angesprochen sind zunächst die „natürlichen Hilfspotentiale der Gesellschaft“ (Häfner 1978), nicht die Psychiater. - Als professionelles oder paraprofessionelles Versorgungsinstrument hat ambulante Krisenintervention in den letzten 10, 20 Jahren zur Etablierung einer kaum übersehbaren Vielfalt neuartiger Dienste und Einrichtungen geführt. Das Angebot reicht inzwischen von mobilen Einsatzteams, SOS-Telefonen, Suicide prevention centers, Walk-in clinics bis zu poliklinischen Krisenzentren.

Ohne diese beiden Verfahrensweisen psychiatrisch-psychosozialer Akutversorgung aus dem Auge zu verlieren, soll der Schwerpunkt dieser Arbeit auf der 3. Modalität von Krisenintervention liegen, auf ihrer nichtambulanten Organisationsform, dort also, wo sie sich zugleich mit der Notfallpsychiatrie trifft. Der „verhängnisvolle Hiatus zwischen stationärer und nichtstationärer psychiatrischer Versorgung“ (Huber et al. 1977) wird gerade in der Akutversorgung schwerer psychischer Krisen (z. B. neurotische Depression, Anpassungsstörung) und psychiatrischer Notfälle (z. B. Suizidversuch, akut einsetzende Psychose) spürbar, wenn einerseits eine ambulante Betreuung nicht mehr ausreicht, andererseits aber auch eine stationäre psychiatrische Hospitalisierung nicht nötig scheint. Als Ausweg aus diesem Dilemma bietet sich eine Kurzzeitaufnahme mit intensiver Betreuung im quasi noch vorstationärem Raum an. Auf eine derartige Vorgehensweise spezialisierte Einrichtungen sind bislang allerdings erst vereinzelt, oft noch im Versuchsstadium verwirklicht. Mit der Zielsetzung einer gemeindenahen Kurzzeitbehandlung mit langfristiger Wirkung, einer Hospitalisierungsprävention und einer raschen Rückführung in das gewohnte Lebensmilieu beanspruchen sie jedoch einen zentralen Platz im System der Akutversorgung.

Zwischen ihrer potentiellen, in dieser Arbeit zu klärenden gesundheitspolitischen Bedeutung und ihrem Bekanntheitsgrad klafft freilich eine erhebliche Lücke. Angesichts einer permanenten, oft leidenschaftlich geführten Auseinandersetzung um eine Weiterentwicklung oder Neuorganisation psychiatrischer und psychosozialer Versorgungsstrukturen scheint es an der Zeit, diese Informationslücke zu schließen.

Mit der hier vorgelegten Bestandsaufnahme entsprechender Krisen- und Notfallzentren soll eine geeignete Diskussionsgrundlage für eine angemessene Beurteilung alternativer Versorgungsmodelle im Akutbereich geschaffen werden.

Da aus dem Spektrum möglicher Vorgehensweisen nichtambulanter Krisenintervention und Notfallpsychiatrie in den verschiedenen Ländern jeweils bestimmte Modelle schwerpunktmäßig realisiert wurden, scheint für eine umfassende Bestandsaufnahme die Einbeziehung der Erfahrungen aus anderen, vergleichbaren Ländern kaum verzichtbar.

Einzelportraits der jeweiligen Einrichtungen sollen zunächst mit den unterschiedlichen Modellen vertraut machen, der anschließende Vergleich der verschiedenen Organisationsformen soll eine Orientierung im Binnensystem von Krisenintervention und Notfallpsychiatrie gestatten. Unter Berücksichtigung der beiden erstgenannten Kriseninterventionsmodalitäten soll zum Schluß versucht werden, die Relevanz der vorgestellten Einrichtungen innerhalb eines Gesamtversorgungswesens zu beurteilen. Zugleich werden einige praktisch-organisatorische Konsequenzen für eine adäquatere Gestaltung der Akutversorgung dargelegt.

Um der terminologisch-definitorischen Verschwommenheit gerade in diesem Gebiet abzuhelfen und zu einem besseren Verständnis der Thematik beizutragen, wurde dem Hauptteil neben einem historischen Abriß eine der begrifflichen Klärung dienende Einführung in die konzeptuellen und therapiepragmatischen Grundlagen von Krise, Notfall und Krisenintervention vorangestellt.

1.2 Zur Methode

Datenerhebung und Materialsammlung vollzogen sich in 3 Schritten. Ab Frühjahr 1982 wurden entsprechende Personen und Institutionen im In- und Ausland mit der Bitte um Auskunft über den jeweiligen Stand ihres Akutversorgungssystems und insbesondere über das Vorhandensein eigenständiger Notfall- und Krisenzentren angeschrieben. In einer ersten brieflichen Kontaktaufnahme wurden derartige Einrichtungen um Informationen über ihre Struktur und Arbeitsweise gebeten.

Nach dieser Sondierungsphase wurden in einem 2. Schritt detaillierte Fragebögen über räumliche Gegebenheiten, personelle Ausstattung, Patientenzusammensetzung, Therapieverfahren, Zugangs- und Weiterverweisungswege an diejenigen Einrichtungen verschickt, die als spezifizierte nichtambulante psychiatrische und/oder psychosoziale Notfall- und/oder Krisenzentren anzusehen waren. Die Antwortquoten in beiden Erhebungsphasen lagen mit über 75% erfreulich hoch.

Im Anschluß an die Ermittlung dieser Basisdaten besuchte der Autor - 3. und letzter Teil der Erhebung - die meisten der in dieser Arbeit beschriebenen Zentren persönlich: Im April 1983 den Service d'Urgence des Hôpital E. Herriot in Lyon, Ende Mai/Anfang Juni 1983 Einrichtungen in Amsterdam, Haarlem, Den Haag, Maastricht, Edinburgh und bis auf „De Schelp", Gent, alle der beschriebenen flämischen Einrichtungen. Ergänzende Gespräche mit Lievens von der Nationale Vereniging voor Geestelijke Gezondheidszorg, Gent, und mit Coenegrachts, dem Koordinator der Vereniging der Vlaamse Onthaaltehuizen, Antwerpen-Berchem, gestatteten einen tieferen Einblick in die komplizierten Gegebenheiten des flämischen Versorgungswesens.

Die vorliegende Arbeit kann keinen Anspruch auf Vollständigkeit erheben. Kein Land, das nicht in dieser oder jener Form Krisenintervention und Notfallpsychiatrie betreibt; die Abgrenzung spezifischer nichtambulanter Zentren ist nicht zum geringsten ein definitorisches Problem. Was die Länder betrifft, aus denen keine eigenständigen nichtambulanten Krisen- und Notfallzentren beschrieben werden, so bestehen, soweit uns bekannt, bislang in Österreich keine derartigen Einrichtungen. In Finnland ist nach persönlicher Mitteilung von Achte (1983) die Einrichtung der ersten Kriseninterventionsstation im Zentralkrankenhaus der Universität Turku geplant. In Schweden soll Krisenintervention in der integrierten Gesamtversorgung im Rahmen der Sektorisation aufgehen (Cullberg 1982, persönliche Mitteilung). Zu Organisationsformen der Notfallpsychiatrie in Dänemark sei auf die Arbeiten von Nyeborg et al. (1979) und Nielsen et al. (1981) verwiesen. Über die Modalitäten nichtambulanter Krisenintervention nach der Psychiatriereform in Italien wird im Anhang 4 berichtet. Von den restlichen westeuropäischen Ländern liegen keine ausreichenden Informationen vor.

Die Einzelbeschreibungen der Einrichtungen in Teil 2 dieser Arbeit sind im wesentlichen aus 3 Quellen kompiliert: Aus den Daten des Fragebogens, aus Jahresberichten und Publikationen und, soweit ein Besuch stattfand, aus den an Ort und Stelle gewonnenen Eindrücken und Erfahrungen des Autors.

Für die in Teil 3 vorgenommene vergleichende Auswertung der Daten werfen die Inhomogenität des Materials ebenso wie die Kompatibilitätsproblematik psychiatrischer Diagnosen erhebliche methodische Schwierigkeiten auf. Auf komplizierte statistische Verfahren wurde daher verzichtet. Sie würden ein Maß an Exaktheit vortäuschen, für das unter den gegebenen Umständen die Voraussetzungen fehlen. Die Zahlen sollen in erster Linie als Tendenzindikatoren fungieren, um das unübersichtlich-verschwommene Feld aus Mutmaßungen und Postulaten mit einem doch einigermaßen objektivierbaren Faktengerüst zu strukturieren.

2 Krise, Notfall und Intervention - eine Einführung

Die zunehmende Bedeutung, die Krisenintervention und Notfallpsychiatrie heute innerhalb der Psychiatrie und ihres Versorgungsinstrumentariums gewonnen haben, ergab sich aus der grundsätzlichen Um- und Neuorientierung, der sich die Psychiatrie und mit ihr die psychiatrische Gesundheitspolitik in den letzten Jahrzehnten unterzogen haben.

Die Entwicklung war gekennzeichnet durch die Abkehr von der überkommenen Anstaltspsychiatrie und die gleichzeitige Hinwendung zu einer gemeindenahen, aufgefächerten psychiatrischen Versorgung. Die Entdeckung der Psychopharmaka trug wesentlich dazu bei, die Klinikaufenthaltsdauer zu verkürzen und eine größtenteils ambulante Betreuung der Betroffenen zu ermöglichen. Daneben wurden eine Reihe neuer, teilweise kurzfristiger Psychotherapieverfahren entwickelt und erprobt. Die Bedeutung flankierender psychosozialer Maßnahmen fand in der Einbeziehung von Vertretern anderer Disziplinen Ausdruck. Schließlich gewannen im Vorfeld psychiatrischer Dienste Laienarbeit und Selbsthilfegruppen an Gewicht.

Es ist nicht weiter erstaunlich, daß in dieser Zeit des Umbruchs und der Öffnung der Psychiatrie die schlagwortartig als „Krisenintervention" bezeichneten Konzepte multidisziplinärer Akutversorgung auf starke und nachhaltige Resonanz stießen.

Vor einer kurzen Darstellung der theoretischen Grundlagen und therapeutischen Konsequenzen von Krisenintervention soll zunächst ein kurzer Rückblick ihre Ursprünge und ihre historische Entwicklung nachzeichnen.

2.1 Historischer Abriß

Bevor Krisenintervention und Notfallpsychiatrie zu komplementären Bestandteilen eines gemeinsamen Versorgungskonzepts wurden, haben sie sich zunächst getrennt und über längere Zeit weitgehend unabhängig voneinander entwickelt.

Die Geschichte der Notfallpsychiatrie ist in ihren Ursprüngen untrennbar mit dem Namen Queridos verbunden (Querido 1968).

Querido wurde Anfang der 30er Jahre von der Stadt Amsterdam mit der drastischen Reduktion der psychiatrischen Bettenzahl beauftragt, da die Kommune die Kosten der über 3000 Betten nicht länger tragen konnte. Im Rahmen der Neuorganisation der psychiatrischen Versorgung (Einrichtung von Tages- und Nachtkliniken, Beratungszentren und beschützenden Werkstätten; Koordination mit sozialen Diensten) war seine erste und wohl entscheidendste Maßnahme die Einrichtung eines mobilen psychiatrischen Notfalldienstes, der - zumeist noch an Ort und Stelle - alle Patienten sah, für die eine psychiatrische Aufnahme beantragt war. Der Notfalldienst nahm eine doppelte Funktion wahr: Richtige Weichenstellung für die Weiterbehandlung im Falle einer angenommenen Behandlungsbedürftigkeit und - sofern es sich um eine Notsituation handelte - Entschärfung derselben noch am Ort des Geschehens, nicht zuletzt mit dem Ziel, eine stationäre Aufnahme vermeiden zu können.

Queridos pionierhafte und wegweisende Arbeit in der Entwicklung einer umfassenden gemeindepsychiatrischen Versorgung Amsterdams wurde nach dem Zweiten Weltkrieg fortgesetzt und fand bald die Aufmerksamkeit britischer (Millar u. Henderson 1956) und amerikanischer Autoren (Lemkau u. Crocetti 1961).

Die historischen Wurzeln, aus denen sich - als Grundlage unserer Vorstellungen von Krisenintervention - nach dem Zweiten Weltkrieg das amerikanische Konzept der „crisis intervention" entwickelt hat, sind dagegen vielfältiger und heterogener Art. Die wichtigsten Einflüsse auf die theoretischen und therapeutischen Aspekte von Krisenintervention sind in Abb. 2.1 schematisch dargestellt. Lindemanns Arbeit (1944) über normale und pathologische Formen von Trauerreaktionen psychisch Gesunder und Tyhursts Untersuchungen (1951) über die verschiedenen menschlichen Reaktionsweisen bei zivilen Katastrophen schufen die Grundlagen für das von Caplan konzipierte Modell der „emotional crisis" (1963), das als „crisis theory" weithin Eingang in die Literatur gefunden hat (ausführliche Darstellung s. 2.2).

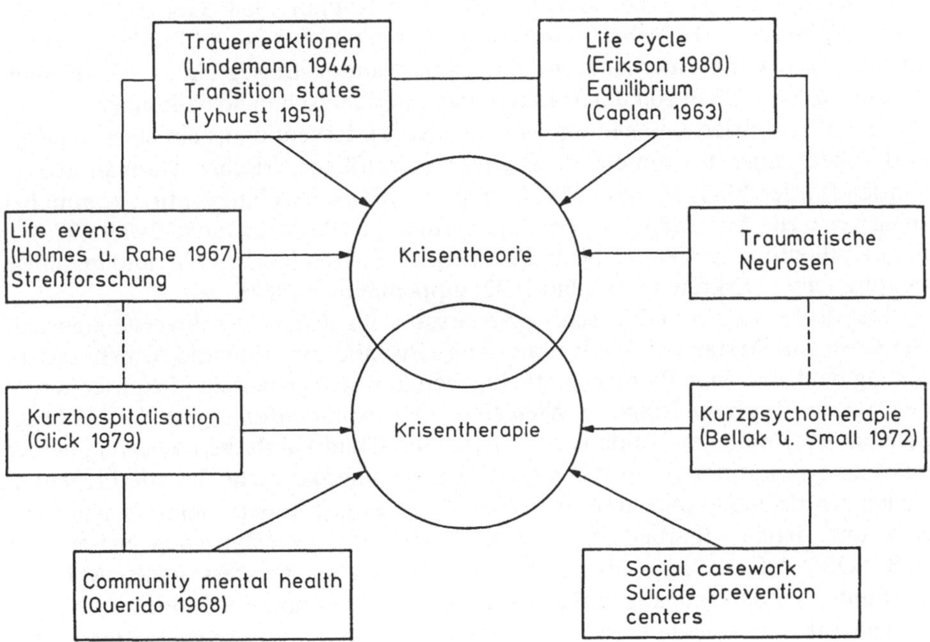

Abb. 2.1 Synopsis.

Die praktische Konsequenz der Crisis theory lag vor allem in der Bedeutung, die sie einer *früh*zeitigen Intervention für die adäquate, langfristige Störungen verhindernde Bewältigung einer Krise beimaß. Schon die Erfahrungen mit der Behandlung traumatischer Kriegsneurosen im Zweiten Weltkrieg hatten gezeigt, daß eine unmittelbare Intervention - der Soldat verblieb in Frontnähe - noch in der Phase des größten inneren Aufruhrs eine rasche Symptomerleichterung bewirkte und zugleich regressiven Bewältigungstendenzen entgegenwirkte (z. B. Grinker u. Spiegel 1944).

Die Umsetzung der Crisis theory in die Praxis neugeschaffener Einrichtungen erfolgte erstmals im Rahmen des Wellesley-Projekts, das Lindemann u. Caplan 1946 in Cambridge, Mass., als kommunales Mental-Health-Programm initiiert hatten. In der Folgezeit kam es in den USA zur Gründung einer ganzen Reihe neuer, den Ideen der Krisenintervention verpflichteter Einrichtungen. Zu den bekanntesten Vertretern derartiger (ambulanter) „Emergency Clinics" gehören Bellaks 1958 in Elmhurst, New York, ins Leben gerufene Trouble-Shooting-Clinic, Colemans u. Zwerlings 1959 im Bronx Municipial Hospital, New York, eingerichtete Psychiatric Emergency Clinic, Harris' u. Kalis' Arbeit in der Langsley Porter Clinic, San Francisco, und die von Jacobson seit 1962 in Los Angeles gegründeten Benjamin-Rush-Centers for Problems of Living.

Aus der praktischen Erfahrung im täglichen Umgang mit Menschen, die sich in Krisen und Notsituationen befanden, erwuchs eine große Zahl krisenorientierter kurztherapeutischer Literatur, es entwickelte sich geradezu eine neue Therapieform (z. B. Bellak 1968, 1977; Bellak u. Small 1972; Bellak u. Faithorn 1981; Jacobson 1965; Jacobson et al. 1968; Harris et al. 1963; Kaplan 1968; Golan 1969; 1978; Ewing 1978) (vgl. 2.3). Neben dem Einfluß, der von Caplans und Lindemanns Ideen ausging, ist die amerikanische Crisis-intervention-Bewegung - das sei nicht übersehen - vor allem von der Tradition der amerikanischen Sozialfürsorge („social casework") inspiriert und geprägt worden. Crisis intervention ist ein eigenständiges und bedeutsames Instrument im Rahmen sozialfürsorgerischer Maßnahmen geworden (Porter 1966; Morris 1968; Rapoport 1967). Crisis intervention kommt beispielsweise zur Anwendung in der Jugendfürsorge (Baldwin 1968; Ewalt 1973), in der Familienfürsorge (Parad 1963; Goldberg 1973; Henderson 1976) und in der Betreuung schwer Erkrankter (Golan 1972; Oppenheimer 1967).

Der drohende bzw. fehlgeschlagene Suizid stellt sicher die schwerste menschliche Krise dar. So stand es außer Frage, daß Krisenintervention und Selbstmordverhütung bald eine enge Partnerschaft eingehen und sich gegenseitig inspirieren würden. Schon 1948 hatte Ringel in Wien eine „Lebensmüdenfürsorgestelle" ins Leben gerufen; 1953 nahm auf Initiative von Reverend Chad Varah die Bewegung der Samaritans von London ihren Ausgang. Das erste amerikanische Suicide Prevention Center wurde 1958 von Farberow in Los Angeles gegründet. Viele der von Farberow und seinen Mitarbeitern eingeführten versorgungstechnischen Neuerungen (z. B. SOS-Telefon, Dienst über 24 h, Einbeziehung nichtprofessioneller Mitarbeiter) fanden schnell Eingang in das Repertoire der Krisenintervention.

Die Zahl der Suicide Prevention Centers in den USA wuchs in den Jahren von 1960-1969 von 4 auf 145. Im Zuge dieser raschen Expansion wurden die ursprünglich zur Selbstmordverhütung konzipierten Zentren jedoch immer mehr zu allgemeinen Crisis Intervention Centers oder Walk-in Clinics. 85% der Klienten trugen sich nicht mit Suizidgedanken (McGee 1974). Selbstmordprophylaxe, Suizidentenversorgung und Krisenintervention sind zwar nicht zu identischen Begriffen geworden, es bestehen jedoch weitreichende Überschneidungen.

Nach diesem kurzen Abriß der Entwicklung der Crisis intervention in Amerika, die sich - was nicht vergessen werden sollte - primär mit den situativen Krisen psychisch an sich Gesunder befaßte, soll jetzt der bei Querido (1968) verlassene Faden der Notfallpsychiatrie und der im eigentlichen Sinne psychiatrischen Krisenintervention wieder aufgenommen werden.

Als sich die amerikanische Psychiatrie wieder mehr dem Kreis der übrigen Medizin zuwandte, rückten damit zugleich auch die bisher nur wenig beachteten psychiatrischen Probleme, die in den Notfallambulanzen der großen Allgemeinkrankenhäuser anfielen, in den Blickpunkt des Interesses (Ungerleider 1960; Schwartz u. Errera 1963; Clark 1965; Chafetz et al. 1966; Blane et al. 1967; Tyson et al. 1970; Browning et al. 1970; Miller et al. 1971). In den Bestandsaufnahmen der „Emergency-Room Psychiatry" fiel bald die hohe Zahl der Patienten mit psychiatrischen oder psychosozialen Problemen auf. Satin (1971) etwa fand unter den Patienten, die in die Notfallambulanz eines Allgemeinkrankenhauses gelangten, 77% mit psychosozialen (⅓ davon schwerwiegenden) und 38% mit psychiatrischen Problemen. Die Mehrzahl der Patienten stammte aus den unteren sozialen Schichten. Die Versorgungslücke zwischen den meist weit entfernten State Hospitals und den teuren, auf langfristige Therapie eingerichteten Privatpraxen ließ die Notfallambulanzen der General Hospitals in somatischen wie psychiatrischen Fragen zum „family doctor of the poor man" (Chafetz et al. 1966) werden. (Die zu Tage getretenen Mängel in der Versorgung insbesondere von Angehörigen der niederen sozialen Schichten wurden zu einem entscheidenden Anstoß für die Community-Mental-Health-Bewegung, in die zugleich auch die Ideen der Crisis intervention eingeflossen waren.)

Im Zuge der Verbesserung und Ausweitung der „Emergency-Room Pychiatry" im Allgemeinkrankenhaus wurden Ende der 60er Jahre die ersten psychiatrischen Krisen- und Notfallstationen konzipiert und in Betrieb genommen.

Als Ableger der Notfallambulanz des Yale - New Haven Hospitals entstand 1967 im organisatorischen Rahmen des Connecticut Mental Health Center eine psychiatrische „Emergency Treatment Unit", die über 5 Betten verfügte. Der stationäre Aufenthalt war auf max. 3 Tage begrenzt, ihm folgte ein ambulantes Nachsorgeangebot über einen Monat (vgl. 5.3.2).

Ein Jahr später wurde im Colorado Psychiatric Hospital ein 11-Betten Crisis Ward eingerichtet, der als Teil des Emergency Psychiatric Service des Colorado General Hospital fungierte. Die mittlere Verweilzeit lag hier bei einer Woche.

Sieht man von den anders konzipierten Einrichtungen in Lyon und Edinburgh ab (s. 3.1.1.), so wurden hier also erstmals die Ideen der Krisenintervention in ein stationäres Versorgungsmodell umgesetzt. Die beiden psychiatrischen Krisen- und Notfallstationen sind echte Vorgänger eines Teils der in dieser Arbeit beschriebenen Einrichtungen.

Erst Ende der 60er, Anfang der 70er Jahre wurden die mit dem Konzept der Crisis intervention verknüpften Vorstellungen und Handlungsvorgaben dann auch in Europa populär. Die nachhaltigste Resonanz dürften sie wohl in den Niederlanden gefunden haben, aber auch in den anderen westeuropäischen Ländern sind sie teilweise geradezu enthusiastisch aufgenommen worden. Im deutschsprachigen Raum machten v. a. die kritischen Arbeiten von Häfner (1974, 1977, 1978; Häfner u. Helmchen 1978) und die Donau- und Landeck-Symposien 1976 bzw. 1977 den Begriff der Krisenintervention weithin bekannt.

In den USA wie in Europa wurde Krisenintervention für eine Zeit zum meistfavorisierten versorgungspolitischen Neuansatz, zum „catch-all"-Konzept, mit dem beinah jedes ambulante oder stationäre Versorgungsproblem lösbar schien. Die anfängliche Euphorie ist inzwischen einer realistischeren Sicht gewichen, geblieben ist freilich eine beträchtliche Unschärfe der Begriffe, Konzepte, Verfahrensweisen und Erwartungen.

Da im folgenden viel von Krise, Notfall und Krisenintervention die Rede sein wird, soll zuvor der Versuch einer kurzen begrifflichen Klärung gemacht werden.

2.2 Theoretische Grundlagen

Das Konstrukt, das Caplan (1963) von der „emotional crisis" entwickelt hat, war ohne Frage von großem Einfluß auf die Vorstellungen, die wir uns im Zusammenhang mit Krisenintervention vom Geschehnis einer Krise machen. Seine „crisis theory" sei als Einstieg in die geplante Begriffsklärung kurz vorgestellt.

2.2.1 Crisis theory

Caplans Crisis theory ist in ein zweischichtiges Gesundheitsmodell eingebettet: Auf *lange* Sicht ist die Verfügbarkeit adäquater „basic supplies" in materieller, psychosozialer und soziokultureller Hinsicht Grundvoraussetzung der psychischen wie physischen Gesundheit des einzelnen. Als *kurzfristige* Prozesse dagegen lassen sich rasch einsetzende Änderungen in den Befindens- und Verhaltensweisen beschreiben, bei denen die durch equilibrierende Mechanismen bis dahin gewährleistete innerseelische Homöostase aus dem Gleichgewicht gerät. Es besteht eine „emotional crisis", die Caplan charakterisiert als einen Zustand

> "Provoked when a person faces an obstacle to important life goals that is, for a time, insurmountable through the utilization of customary methods of problem-solving. A period of disorganization ensues, a period of upset, during which many different abortive attempts at solution are made. Eventually some kind of adaptation is achieved which may or may not be in the best interest of that person and his fellows" (Caplan 1961, S. 18).

Der Ablauf einer derartigen Krise läßt sich in 4 Phasen unterteilen: Nach dem initialen „upset" schaukeln sich in den ersten 3 Phasen der Belastungsdruck und die Bewältigungsversuche gegenseitig hoch. Erfolgt in der 3. Phase, unter Mobilisierung der letzten Ressourcen, keine einigermaßen befriedigende Lösung - sei es durch den Erwerb neuer Adaptionsstrategien, sei es durch (teilweises) Aufgeben des ursprünglichen Ziels, oder anderes - kommt es in der letzten Phase zum Zusammenbruch der stabilisierenden psychischen Kräfte, zum momentanen Verlust des inneren Gleichgewichts.

Die akute Krise, selbst kein pathologischer Zustand, wie Caplan ausdrücklich betont, begrenzt sich auf einen Zeitraum von 4-6 Wochen, beendet - im ungünstigen Fall - durch ein maladaptiv-pathologisches Arrangement, - im günstigen Fall bewältigt durch eine Erweiterung des Coping-Repertoires.[1]

Die große Bedeutung, die Caplans Theorie bald in der praktischen Sozial- und Gemeindepsychiatrie erlangte, war eine Folge der klaren therapeutischen Konsequenzen, die sich unmittelbar aus ihr ergaben: Die Betonung der erheblich gesteigerten Suggestibilität des Betroffenen im Höhepunkt der Krise legte nahe, daß eine frühzeitige, noch in diese Phase eingreifende Intervention mit relativ geringen Mitteln einen nachhaltigen Effekt erzielen müßte. Die rechtzeitige Intervention sollte darüber hinaus zur Chronifizierung neigende Fehlanpassungen vermeiden helfen und damit einen wesentlichen Beitrag zur Prävention seelischer Erkrankungen leisten.

Caplans griffig-anschauliche Krisentheorie, dank ihrer impliziten Handlungsanweisungen auch von außerordentlicher praktischer Relevanz, zog eine kaum übersehbare, weit verstreute Artikelflut nach sich, die sich grob in Präzisierungen des begrifflichen Instrumentariums,[2] in Reviews und in Modifikationen unterteilen läßt.

Sifneos (1960) bemüht sich um terminologische Abgrenzungen, Hansell (1974) bezeichnet die akute Krise als „adaptational interval" von 30-50 Tagen. Der Begriff der „acute emotional disorder" wurde von Kaplan u. Mason (1960) eingeführt, entwickelt aus Konzepten von Fenichel (1945), Freud (1955, 1963), Kardiner (1969) Caplan (1963), Lindemann (1944) und dem Modell der akuten infektiösen (!) Erkrankung. Morley (1970) veranschaulicht die Theorie mit der Krisenmetapher eines von der stabilen Basis auf die Spitze gekippten Dreiecks. Für Roes (1981) drückt sich das Equilibrium in dem dynamischen Gleichgewicht zwischen „draaglast" versus „draagkracht" (wörtl.: Traglast vs. Tragkraft) aus. Rapoport L. (1962) betont in ihren Überlegungen das Hereinspielen alter Konflikte in die akute Krise;[3] Golan (1978) schließlich formuliert die 10 „Dogmen" der Crisis theory.

An Reviews und Übersichtsarbeiten seien Miller (1963), Darbonne (1967) und Lukton (1973) genannt.

Nun läßt sich ja nicht übersehen, daß die Crisis theory, bar eines umfassenderen theoretischen Bezugrahmens, sozusagen herrenlos zwischen traditionellen Konzepten dahintreibt, zu denen sich freilich, wie Ewing (1978) darlegt, diverse Parallelen und Überschneidungen herstellen lassen: Zur Ego-Psychologie (adaptive Funktionen des Ego), zu anthropologisch-existentiellen Denkweisen (Crisis als „opportunity for growth"), zum Behaviorismus (Crisis als Reaktion auf Stressor/Stimulus) und zu traditionellen psychoanalytischen Konzepten von Motivation und Verhalten.

Einige Versuche, Crisis theory mit komplexeren Konzeptionen zu verknüpfen, seien kurz angeführt: Taplin (1971), Erkenntnisse der kognitiven Psychologie einbringend, ersetzt den Balanceverlust als Krisencharakteristikum durch die Einschränkung bzw. Unterbrechung kognitiver Prozesse. Greer (1980), neuere Einsichten der „life-span" Literatur erwähnend, sieht Caplans (1963) Crisis auch im Erwachsenenalter als „anabolen" psychologischen Prozeß.[4] Beenackers (1982 a) deutet das Krisenmodell mit Pavlovs S-R-Schema. Alevizos (1976) beschreibt die Krise aus behavioristischer Sicht („response excess/deficit", „antecedent stimulus" als Trigger, „reinforcement" etc.), Rusk (1971) unterlegt der Caplanschen Konzeption eine psychoanalytische Deutung (Angst, Regression). Etwas kurios mutet Murgatroyds (1981) Verknüpfung der Crisis theory mit dem telisch-paratelischen Dualismus der Reversaltheory an.

So wenig, wie sich der Begriff der Krise im allgemeinen Sprachgebrauch klar fassen läßt - neben der ursprünglichen, in dem altgriechischen Wort „krisis" wurzelnden Bezeichnung für Trennung, Entscheidung, Urteilsspruch (im Sinne Hippokrates' auch Wendepunkt im Krankheitsgeschehen) steht Krise, denkt man etwa an Wortbildungen wie Sinn-, Struktur- oder Wirtschaftskrise, genauso für Zustände langfristiger Instabilität - so wenig sich also der Begriff der Krise im allgemeinen Sprachgebrauch klar fassen läßt, so wenig läßt er sich wohl auch, jetzt gesehen als menschlich-lebensgeschichtliches Ereignis, allein auf das reduzieren, was Caplans (1963) Krisenmodell beschreibt.[5]

Greifen wir zunächst zurück auf einen umfassenderen Versuch in der Beschreibung dessen, was eine menschliche Krise ausmachen kann.

„Im Gange der Entwicklung heißt Krisis der Augenblick, in dem das Ganze einem Umschlag unterliegt, aus dem der Mensch als ein Verwandelter hervorgeht, sei es mit neuem Ursprung eines Entschlusses, sei es im Verfallensein. Die Lebensgeschichte geht nicht zeitlich ihren gleichmäßigen Gang, sondern gliedert Zeit qualitativ, treibt die Entwicklung des Erlebens auf die Spitze, an der entschieden werden muß. (...). Die Krisis hat ihre Zeit. Man kann sie nicht vorwegnehmen und sie nicht überspringen. Sie muß, wie alles im Leben, reif werden. Sie braucht nicht als Katastrophe akut zu erscheinen, sondern kann in stillem Gange, äußerlich unauffällig, sich für immer entscheidend vollziehen." (Jaspers 1946, S. 586)

Ausgehend von dieser allgemeinen Einordnung des Phänomens in den lebensgeschichtlichen Zusammenhang läßt sich als denkbarer Ansatz einer Klassifizierung die Unterscheidung zwischen Entwicklungskrisen einerseits und akzidentellen (situativen) Krisen andererseits vornehmen.[6]

2.2.2 Entwicklungskrise - akzidentelle Krise

Charakter und lebensgeschichtliche Bedeutung der „developmental" oder „normative crisis" kommen wohl am klarsten in Eriksons Arbeiten zum Ausdruck. Das Konzept eines „human life cycle" sieht „childhood as a gradual unfolding of the personality through phase-specific psychosocial crises" (Erikson 1980, S. 128).[7] „Each stage becomes a *crisis* because incipient growth and awareness in a significant part function goes together with a shift in instinctual energy and yet causes specific vulnerability in that part" (Erikson 1980, S. 56). Eriksons Life cycle besteht aus 8 Phasen („early childhood", „play age", „school age" usw.). In jeder steht dem Individuum ein Gegensatzpaar stadienspezifischer Entfaltungs- bzw. Beeinträchtigungsdimensionen offen („trust vs. mistrust", „autonomy vs. shame/doubt" usw.). Entwicklungskrisen sind regelhaft auftretende Umbruchphasen[8] in der schrittweisen Konstituierung der reifen Persönlichkeit.[9]

Akzidentelle oder situative Krisen sind in die Wechselfälle des Lebens verwoben, meist geht ihnen ein auslösendes Ereignis voraus. Cullberg (1978) unterteilt die äußeren Anlässe in Lebensveränderungskrisen (Heirat, Umzug, Arbeitslosigkeit, Pensionierung) und traumatische Krisen (Tod eines Nahestehenden, plötzliche Invalidität, äußere Katastrophen). Wie das Individuum auf die Krise reagiert, mit ihr fertig wird, hängt von der inneren psychologischen Bedeutung ab, die sie für ihn gewinnt. Die „frühen Erfahrungen und Konfliktpotentiale bekommen einen katathymen Effekt in der akut traumatischen Situation" (Cullberg 1978, S. 27), die Krise ist „überdeterminiert". Die „narzißtische Krise" (Henseler 1981 a) sei als Beispiel derartiger, eine (latente) Neurosenstruktur exazerbierender Krisen genannt.

2.2.3 Störungsmodell Krise

Häfner (1983) hat in seinen Ausführungen über „Allgemeine und spezielle Krankheitsbegriffe in der Psychiatrie" dargelegt, daß die Psychiatrie auch mit Leidenszuständen konfrontiert ist, die sich nicht adäquat in ein Krankheitskonstrukt fassen lassen. Zur Veranschaulichung von Störungsmodellen, die ohne ein derartiges Krankheitskonstrukt auskommen können, wird exemplarisch der Entwurf zu einem dynamischen Krisenmodell vorgestellt (Abb. 2.2). Die Variablen dieses Modells sind a) die lebensverändernden Ereignisse, oder Streßfaktoren, b) das Niveau des Bewältigungsvermögens und c) die Disposition zu bestimmten Reaktionen.

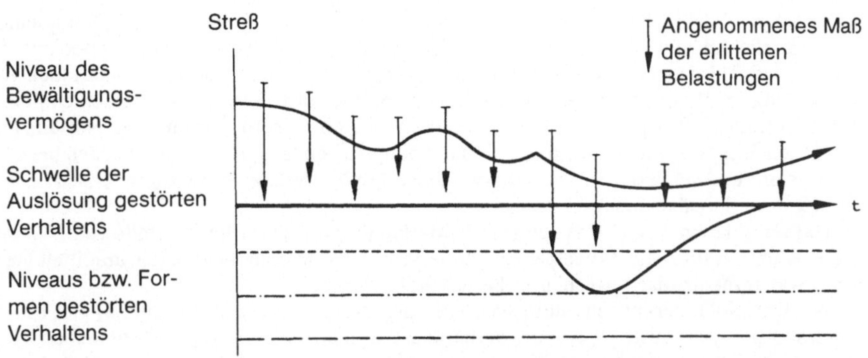

Abb. 2.2. Graphische Darstellung eines alternativen Störungsmodells (Krise). (Aus Häfner 1983, S. 237)

Häfner betont, daß sich dieses Modell nicht nur auf psychogene Reaktionen im Gefolge von Krisen, sondern auch auf die Auslösung psychotischer Krankheitsschübe durch psychische Belastungen anwenden lasse.

Damit wird Häfners Krisenkonzept gerade für die in dieser Untersuchung beschriebenen Krisen- und Notfallzentren zu einer bedeutsamen Arbeitshypothese, weil es, jenseits aller nosologischen Entitäten, für die verschiedenen dort als Krise in Erscheinung tretenden Zustandsbilder ein gemeinsames und einheitliches Erklärungsmodell bietet.

Aus dieser Sicht ist es nur konsequent, wenn etwa das Krisiszentrum Amsterdam alle Patienten unter den Begriff „Akutes Krisensyndrom" faßt, anstatt sie in die üblichen Kategorien psychischer Erkrankungen einzuordnen.

2.2.4 Psychosoziale Krise - psychiatrische Krise - Notfall

Die hier zu treffenden Abgrenzungen scheinen für die Thematik dieser Arbeit von großer Bedeutung, da begriffliche Konzeptionalisierung und Ausprägung entsprechender Versorgungsinstrumentarien eng miteinander verknüpft sind.

Zunächst ein Wort zur Problematik psychosoziale Krise versus psychiatrische Krise. Erstere sei v. a. aus externen Bedingungen (Beziehung Individuum - Umwelt), letztere hauptsächlich aus internen Bedingungen erklärbar, definieren Beenackers u. Donker (1981). Nach Häfner u. Helmchen (1978) ist eine psychiatrische Krise gegeben, „wenn eine existentielle, soziale oder materielle Gefährdung eines Menschen oder seiner Umgebung im Zusammenhang mit einer psychischen Störung bzw. Krankheit steht“ (S. 84). Der Terminus „psychiatrische Krise“ ist freilich, wie Häfner u. Helmchen selbst bemerken, weder sehr gebräuchlich noch scharf umrissen. Zur begrifflichen Vereinheitlichung wollen wir uns im folgenden auf die Unterscheidung zwischen psychischer Krise einerseits und psychiatrischem Notfall andererseits beschränken.[10]

Bochnik u. Richtberg (1978) möchten das Wort „Krise“ den „lebensgeschichtlichen Entscheidungs- und Wendepunkten unter der Perspektive der Gestaltung einer einmaligen verbliebenen Lebenszeit vorbehalten“ (S. 213). Notfall wird, „dimensional unabhängig von einer Krise“, komplementär als „das aktuelle Angewiesensein auf fremde Hilfe und fremde Entscheidungen“ (Bochnik u. Richtberg 1978, S. 213) verstanden. Bochnik u. Richtberg schildern denkbare Kombinationen von Krise und Notfall (S. 213 f.): Notfälle aus Krisen (z. B. Selbstmord, Sucht), lebensgeschichtliche Krisen durch Notfälle (z. B. Apoplex, Verkehrsunfall im Alkoholrausch), Krisen ohne Notfälle (sog. „leise“ Krisen, insgesamt am häufigsten), Notfälle ohne Krisen (z. B. Selbstmordversuch bei endogener Depression) und schließlich Krisenüberwindung durch Notfälle oder weitere Krisen (z. B. Distanzierung nach Suizidversuch).

Häfner u. Helmchen (1978) nennen als Merkmale psychiatrischer Notfälle vitale Gefährdung, daher Konzentration auf Einzelperson; hohe Prozeßgeschwindigkeit, daher unmittelbarer Handlungszwang; medizinisch-psychiatrische Befundbeurteilung.

Noch zwei Anmerkungen zum psychiatrischen Notfall: Für Grivois (1979 a) gibt es keine, zumindest keine „exhaustive“ Klassifizierbarkeit psychiatrischer Notfälle, weil neben Nosologie, Symptomatologie immer auch der jeweilige Kontext mit hereinspielt: »en psychiatrie, l'urgence est avant tout situation« (Vorwort S. 3). Der *psychiatrische* Notfall existiert für Colin u. Quenard (1976) als solcher überhaupt nicht. Notfall sei ein vielfältiges Erscheinungsbild, dessen Ursachen sich oft erst im Nachhinein klären ließen. Statt „urgence psychiatrique“ also eher „psychiatrie d'urgence“.

Auch nach dem Schwerpunkt der Intervention läßt sich, wie Häfner (1978) zeigt, eine Abgrenzung treffen (Abb. 2.3).

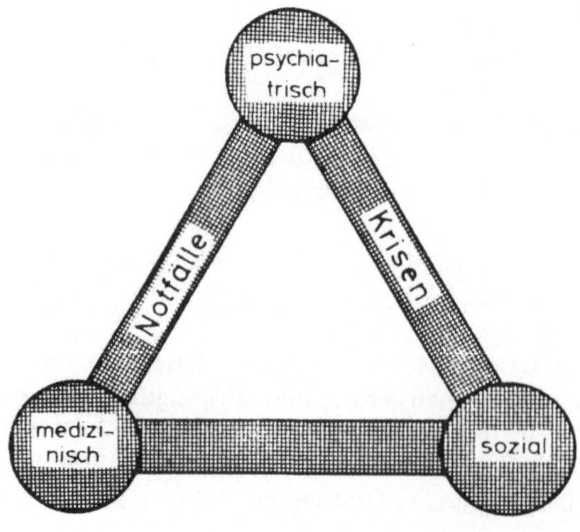

Abb. 2.3. Schwerpunkte dringlicher Interventionen an psychiatrischen Patienten. (Aus Häfner 1978, S. 4)

Aus versorgungspragmatischer Sicht könnte man Krise und Notfall ganz einfach nach ihrem Dringlichkeitsgrad unterscheiden: Unmittelbares Eingreifen charakterisiert den Notfall, eine Wartezeit bis zu 2 Tagen die Krise und alles, was länger warten kann, alltägliche Probleme (kritisch erwähnt bei Parad et al. 1976, p XXVII).

Die ganze Problematik konzeptueller Fragen scheint rapide an Bedeutung zu verlieren, gelangt man mittels Operationalisierung zu folgender, auf die tägliche Arbeit etwa einer Walk-in clinic (scheinbar) ideal zugeschnittener Definiton von „Krise“: Eine Krise liegt dann vor, wenn ein Klient[11] kommt und sagt, er sei in einer Krise und brauche Hilfe. Das klingt zunächst einleuchtend und recht praktikabel. Bloß, „when is a client in crisis?“, möchte man mit Golan (1969, Titel ihres Aufsatzes) fragen. Es sei hier insbesondere auch an präsuizidale Krisen erinnert, die selbst für den Erfahrenen oft schwer erkennbar sind.

Dieser begrifflich-theoretische Teil soll mit einer Krisendefinition abgeschlossen werden, die im Rahmen unserer Untersuchung, deren Schwerpunkt ja im versorgungspolitischen Bereich liegt, besondere Bedeutung erlangen könnte, da sie individuelles Geschehen und Versorgungsstruktur miteinander verknüpft. Krise ist die Koinzidenz der Krise des einzelnen mit einem Defizit im Versorgungssystem, das keine dieser Krise adäquaten Interventionsmittel besitzt oder bereitstellt (Lievens 1983, persönliche Mitteilung; Luyn 1982).

2.3 Therapeutische Grundlagen

Der folgende Abschnitt soll Aufschluß darüber geben, was Krisenintervention eigentlich ist - oder genauer, welche Erscheinungsformen von Krisenintervention sich im einzelnen unterscheiden lassen.

2.3.1 Abgrenzung von anderen Therapieverfahren

Als Einstieg in diese Thematik wurde eine Übersicht von Aguilera u. Messick (1982) gewählt, in der Psychoanalyse, Kurzpsychotherapie und Crisis intervention einander schematisch gegenübergestellt werden.

Aguileras u. Messicks Unterteilung läßt sich allerdings nur für die ursprüngliche, zunächst eng umschriebene Ausprägung der Krisenintervention, die „crisis intervention“, aufrecht erhalten, wie sie nach dem Zweiten Weltkrieg von Caplan (1961, 1963, 1964) und Lindemann (1944) in Harvard entwickelt wurde. Als der Begriff Mitte der 70er Jahre hierzulande populär wurde, erfuhr er rasch eine derartige Ausweitung, daß es gerechtfertigt scheint, Krisenintervention - im Gegensatz zu Crisis intervention[12] - nicht weiter von der Kurzpsychotherapie zu trennen, sondern sie als Teil des Instrumentariums kurzpsychotherapeutischer Techniken zu verstehen.

Die vielfältigen Erscheinungsformen, in denen Krisenintervention stattfindet, lassen sich, wie uns scheint, unter 3 Obergegriffe fassen: Krisenintervention als „generic approach“, Krisenintervention als „empirische“ Therapie und Krisenintervention als Sonderform anderer Therapien. Die Richtungen im einzelnen:

	Psychoanalysis	Brief Psychotherapy	Crisis Intervention
Goals of Therapy	Restructuring the personality	Removal of specific symptoms	Resolution of immediate crisis
Focus of Treatment	1) Genetic past	1) Genetic past as it relates to present situation	1) Genetic present
	2) Freeing the unconsciousness	2) Repression of unconscious and restraining drives	2) Restoration to level of functioning prior to crisis
Usual Activity of Therapist	1) Exploratory 2) Passive Observer	1) Suppressive 2) Participant Observer	1) Suppressive 2) Active Observer
	3) Non-directive	3) Indirect	3) Direct
Indications	Neurotic - personality - pattern	Acutely disruptive - emot. pain and - severly disrupt. circumstances	Sudden loss of ability to cope with a life situation
Average Length Treatment	Indefinite	1-20 Sessions	1-6 Sessions

(Aus Aguilera 1974, S. 21 bzw. 1982)

2.3.1.1 Generic approach

Der „generic approach", also der das Krisentypische vor dem Individuelleinmaligen betonende Therapieansatz, geht auf Lindemann und seine Arbeit über „Symptomatology und Management of Acute Grief" (1944) zurück, den Grundstein des späteren „crisis model". An 101 Hinterbliebenen, darunter auch Angehörigen der in der Brandkatastrophe im Bostoner Nachtklub „Cocoanut Grove" Umgekommenen, legte Lindemann den phasenhaften, 4-6 Wochen dauernden Verlauf der „normal grief reaction" dar und kontrastierte ihn mit den pathologischen Bewältigungsformen einer verzögerten oder verzerrten Trauerreaktion. Lindemann konnte bestimmte, allgemeingültige „tasks" formulieren, deren Bewältigung im Verlauf der Trauerreaktion Voraussetzung eines normalen Verarbeitungsprozesses war. Aus der Kenntnis dieser „tasks", i.e. Loslösung von der Fixierung an den Toten, aktive Verarbeitung des Trauererlebnisses und der Emotionen, Durcharbeiten von Angstgefühlen, Etablierung eines neuen Verhältnisses zum Toten, Suchen nach neuen Bezugspersonen, aus dieser Kenntnis also ließen sich in „morbid grief reactions" spezifische Defizite aufdecken, deren Identifizierung zugleich eine gezielte Intervention gestattete.

Lindemann (1944) beobachtete zudem, daß die Ausbildung einer pathologischen Trauerreaktion weniger durch eine individuelle, schon früher in Erscheinung getretene Neigung zu neurotischen Reaktionsweisen beeinflußt wurde, sondern vor allem bestimmt war durch Faktoren wie Intensität der Beziehung zum Toten, Schlüsselstellung des Toten im sozialen Binnensystem u. ä. Nach Kaplan (1968), der selbst sehr detailliert die „tasks" einer Mutter in der Krisensituation „Frühgeburt" beschrieb (Kaplan u. Mason 1960), läßt sich die Krise als eigengesetzliches Geschehen verstehen, und nicht - wie in traditionellen psychiatrischen Konzepten - lediglich als Exazerbation einer langjährigen psychischen Störung.

In der Folgezeit wurde eine ganze Reihe von Krisensituationen auf das ihnen überindividuell Typische hin beschrieben; als Beispiele seien genannt: Jugendliche Delinquenz (Hurwitz et al. 1962), Umzug (Brown et al. 1965), Elternschaft (Le Masters 1957; Dyer 1963), Vergewaltigung (Scherl 1972; Burgess u. Holmstrom 1974).

Jacobson et al. (1968) sehen die Bedeutung des „generic approach" darin, daß durch die schematische Auflistung von „patterns", die in adaptiven bzw. maladaptiven Lösungen münden, ein Interventions-„rationale" für nichtprofessionelle Kräfte (z. B. Schwestern, praktische Ärzte, Sozialarbeiter) zur Verfügung steht. Der „generic approach" sei in gewissem Sinne vergleichbar mit öffentlichen Gesundheitsmaßnahmen wie Schutzimpfungen, Fluorierung des Trinkwassers etc.

In „Myths and realities of crisis intervention" geht Lukton (1982) mit dem Event-pattern-task-Positivismus der Krisentypisierer ins Gericht und fordert stattdessen einen „holistic approach", der dem einzelnen, seiner spezifischen psychologischen Matrix und der besonderen Situation gerecht wird.

2.3.1.2 Krisenintervention als „empirische" Therapie

Was in diese Kategorie fallen soll, läßt sich am ehesten im Ausschlußverfahren beschreiben. Zur „empirischen" Krisenintervention gehören m. E. alle therapeutischen Interventionsstrategien, die sich weder dem „generic approach" zuordnen lassen, noch den auf Krisenintervention spezialisierten Zweig einer anderen Therapierichtung (s. unten) darstellen.

Anders ausgedrückt, „empirische" Krisenintervention umfaßt all das, was man sich üblicherweise unter Krisenintervention vorstellt, also rasche Hilfe in seelischer Not, Entlastung von emotionellem Druck, Beistand und aktive Stütze bei der Bewältigung der Krise, Eröffnung gangbarer Zukunftsperspektiven etc.

Im Jahr 1906 suchte der Dirigent Bruno Walter wegen einer offenbar psychogenen Armaffektion, einem sog. Berufskrampf, der ihm das Dirigieren unmöglich machte, nach langen Irrwegen schließlich Sigmund Freud auf. Statt mit einer langwierigen psychoanalytischen Exploration zu beginnen, wie Walter erwartet hatte, schickte Freud ihn noch am selben (!) Abend zu einem Erholungsurlaub nach Sizilien - er solle nur nicht an seinen Arm denken. Obgleich der Urlaub nicht den gewünschten Erfolg brachte, ermunterte Freud seinen Patienten, wieder mit dem Dirigieren zu beginnen und übernahm persönlich die Verantwortung dafür, daß er die Aufführungen erfolgreich durchstehen würde. Als Walter bemerkte, daß er über der Musik zuweilen sein Armleiden ganz vergaß, machte ihm Freud die Bedeutung dieser Momente als Zeichen der beginnenden Heilung deutlich. Nach insgesamt 5-6 Gesprächen hatte Walter sein seelisches Gleichgewicht wiedergefunden und konnte seine musikalische Laufbahn ohne weitere Beeinträchtigungen fortsetzen (Walter 1947).

Was hat das Ganze mit Krisenintervention zu tun? Stellen wir die Charakteristika der Freudschen „Kurztherapie“ zusammen: Aktives Partizipieren mit direkten Handlungsanweisungen, stellvertretende Übernahme von Hoffnung und Verantwortung, Unterstützung der Selbstheilungskräfte, zudeckende statt aufdeckende Therapie (Vergessen!), Beschränkung auf wenige Gespräche. Vergleicht man diese Inhalte mit den Richtlinien einer Krisentherapie, wie sie beispielsweise Aguilera u. Messick (1982) (s. oben) oder Cullberg (1978) (s. Übersicht) vorgelegt haben, so erkennt man unschwer weitgehende Übereinstimmungen.

1. Die Selbstheilungstendenzen des Klienten unterstützen - nicht heilen.
2. Ermutigen, Gefühle von Trauer, Schmerz, Schuld und Aggressivität zu zeigen.
3. Die Funktion als „stellvertretende Hoffnung“ übernehmen.
4. Stützen in der Konfrontation mit der Realität, Verleugnungstendenzen und Realitätsverzerrungen entgegenwirken.
5. Die Hilfskräfte der Familie und eventuelle andere zu mobilisieren versuchen.
6. Die Regression im Dienste des Ichs unterstützen (Pharmaka, kurze Krankschreibung etc.)
7. Schädlicher Regression - Alkohol, Tabletten, Krankenhauseinweisung, soziale Isolation, Bitterkeit - entgegenwirken.

(Aus Cullberg 1978, S. 29)

Zwei Folgerungen bieten sich an: Weder sind die beschriebenen therapeutischen Maßnahmen eine Entdeckung der letzten 20 Jahre - auch beschränkt sich ihre Anwendung nicht auf explizite Krisensituationen -, noch stellen sie eine elaborierte, präzis ausformulierte Technik dar, sind eher etwas Selbstverständliches, eine „Therapie des gesunden Menschenverstandes“. (Schließlich wissen wir von Freuds Kurztherapie lediglich aus Walters Autobiographie (1947), Freud selbst wäre wohl kaum auf die Idee gekommen, hier eine neue, auch nur erwähnenswerte Therapierichtung kreiert zu haben.)

Es muß als Verdienst der Crisis theory angesehen werden, durch das Hervorheben der erhöhten Suggestibilität des Individuums im Kulminationspunkt der Krise und des anfänglichen Offenstehens adaptiver wie maladaptiver Lösungen den erfahrungstradierten Prinzipien unmittelbarer und akuter Hilfe eine theoretisch fundierte Rechtfertigung gegeben zu haben. Die „empirische“ Therapie wurde für professionelle Helfer akzeptabel. Von der dann geradezu enthusiastischen Aufnahme zeugte eine rasch anwachsende Artikelflut, weit verstreut über diverse Zeitschriften. Krisenintervention wurde für die kirchliche Seelsorge (z. B. Switzer 1970; Baumann 1980), für die Sozial- und Gemeindearbeit (z. B. McGee 1974; Rapoport 1967), für die ärztliche Praxis (z. B. Irniger 1980) und nicht zuletzt für die Selbstmordverhütung[13] (z. B. Sonneck 1977, 1982; Feuerlein 1978) entdeckt und nutzbar gemacht.

Soweit übersehbar, bewegen sich die einzelnen Interventionsanleitungen etwa in dem von Aguilera u. Messick (1982) und Cullberg (1978) umschriebenen Rahmen. Einige ergänzende Gesichtspunkte seien angeführt: Morley (1970) beschreibt die „4 levels of intervention“: „a) environmental manipulation, b) general support, c) generic approach und d) individually tailored approach“ (der höhere level schließt die unteren jeweils ein).

Butcher u. Maudal (1976) unterscheiden zwischen „crisis therapy cases“ und „dispositional crisis cases“, letztere charakterisiert durch das organisatorische Management nicht unbedingt psychischer Krisen. Häfner (1974) weist auf den instrumentellen und den therapeutischen Anteil der Krisenintervention hin. Nach Jacobson (1970) besitzt Krisenintervention eine affektive und eine kognitive Komponente. Brodsky (1977) beschreibt die bewußte Provokation von gegen den Therapeuten gerichtetem Zorn als zumindest bei aggressionsgehemmten Klienten geeignete Krisentechnik. In 4 Phasen unterteilt Sonneck (1977) Krisenintervention: 1) Beginn der Therapie, 2) eigentliche Intervention, 3) Beendigung der Intervention und 4) Nachkontrolle.

Da nur bei 20-30% der Krisenpatienten der „hazard" unmittelbar evident sei, sieht Mitchell (1977) in dessen Identifizierung den Schlüssel zur Krisenintervention. In ähnliche Richtung argumentieren Rapoport L. (1962) und Harris et al. (1963), die - unter Bezug auf Kalis' Arbeit (1961) über „Precipitating stress as a focus in psychotherapy" - die Herausarbeitung der auslösenden, oft aber unbewußten Streßkonstellation als wesentlich ansehen.

Zum Schluß sei noch auf Ciompi (1977) verwiesen, der die von der Crisis therapy postulierte Phase erhöhter Suggestibilität durch eine provozierte, künstlich ausgelöste Krise - abgefangen von einem vorbereiteten Interventionsteam - bei chronisch-regressiven Patienten nutzen möchte.

Klar wird durch diese Aufzählung: So eindeutig das theoretische Konstrukt, so unscharf-vielfältig das inhaltliche Therapiekonzept. Über psychohygienische Bedeutung und therapeutische Notwendigkeit von Krisenintervention besteht seit den initialen Arbeiten von Lindemann (1944) und Caplan (1961, 1964) kaum Zweifel, im Gegenteil - bloß, „alle reden von Krisenintervention, vom Wie aber nicht", wie Henseler (1981 b, S. 136) bemerkt.

Pragmatisch-empirische Prinzipien, Anleihen bei anderen Therapieformen und Multidisziplinarität schufen zwar ein recht praktikables Interventionskonzept, inkonzise Methodik, wahlloser Eklektizismus und ausufernde Kompetenzansprüche ließen jedoch bald Kritik laut werden:

"A survey of the crisis literature reveals a mass of logical inconsistencies, terminological obfuscation and practice uncertainty" (Lukton 1973, S. 384).

"While crisis theory is composed of a rather coherent set of assumptions, the clinical techniques used are relatively unstructured and unsystematic" (Alevizos u. Liberman 1976, S. 132).

"During the past few years, numerous and frequently superficial publications on crisis theory and its application on crisis intervention have appeared. The theoretical and scientific discussion of these, however, is often deficient and largely omnipotent. The constructive side of Caplan's theory is that it is easy to adopt and use in clinical work. The negative aspect is that the crisis theory has a tendency to bias and omnipotence" (Aalberg 1978, S. 88).

"Although crisis intervention has become widely accepted as a legitimate approach to treatment in mental health, it remains a poorly understood, ill-defined concept" (McGee 1968, S. 319).

„(...) wobei man den Eindruck gewinnt, daß die Krisenintervention jede neue populäre Strömung sofort für sich reklamierte oder daß jede neue Strömung den Anspruch erhob, als Kriseninterventionstechnik brauchbar zu sein" (Sonneck u. Ringel 1977, S. 85).

2.3.1.3 Krisenintervention als Sonderform anderer Therapien

Sonnecks u. Ringels (1977) kritische Bemerkung leitet über zur 3. Kategorie von Krisenintervention, den auf Krisenmanagement spezialisierten Formen anderer Therapierichtungen. Schwerpunktmäßig sollen Verhaltenstherapie, Gruppentherapie und psychoanalytische Techniken erwähnt werden.

a) Behavioral approach

Eisler u. Hersen (1973) haben betont, daß eine krisenorientierte Kurztherapie nicht primär auf eine intensive „one-to-one"-Beziehung mit Betonung der intrapsychischen Problematik abziele, „crisis theorists and practitioners have found it more useful to concentrate therapeutic efforts toward an immediate restructuring of deficient interpersonal interactions within a designated target social system“ (Eisler u. Hersen 1973, S. 115). Schon Parad u. Caplan (1960) hatten eine „Framework for studying families in crisis“ entworfen, in dem die Phänomene des Krisengeschehens nach den Gesichtspunkten „family life style, intermediate problem-solving mechanisms and need-response patterns“ geordnet wurde, ohne freilich direkt auf behavioristische Theoriebildung zu rekurrieren.

Für behavioristisch orientierte Therapeuten, schreiben Alevizos u. Liberman (1976, S. 131), „a crisis amplifies problem interactions which helps identify them to the family and the therapist; it serves as a problem-solving focus in treatment (...)“.

Mittels behavioristischer Techniken soll für die Intervention in interpersonalen Krisen nun eine spezifische Technik zur Verfügung stehen. Eine Reihe geeigneter Verfahren nennen Eisler u. Hersen (1973): „Feedback, modeling and role-playing; behavioral rehearsal, achieving reciprocal reinforcement in families, instructions and behavioral contracts“.

b) Gruppentherapie

Die therapeutische Relevanz informell strukturierter Kontakte zwischen Patienten in Krisenzentren (insbesondere in nichtambulanten) wird allgemein betont; Gruppentherapie als eigene Interventionsstrategie wird gleichwohl recht selten durchgeführt.

Von einer derartigen, explizit auf Krisenintervention ausgerichteten Gruppentherapie, 1965 im Benjamin Rush Center in Los Angeles eingeführt, berichtet Allgeyer (1976). Klienten wird, sofern nicht suizidal oder schwer psychotisch, die Teilnahme an einer auf maximal 6 Sitzungen beschränkten Gruppentherapie vorgeschlagen, die darauf abzielt, dem Klienten a) seine Krise und alte Coping-Mechanismen deutlich zu machen, b) Problemlösungen vorzuschlagen und c) neue Coping-Versuche zu unterstützen. Der Gruppenleiter strukturiert und steuert die Interaktionsabläufe, um eine kontinuierliche Fokussierung der krisenzentralen Thematik zu gewährleisten. Grundgedanke des gruppentherapeutischen Ansatzes ist, daß der Klient die gestörten Kommunikations- und Verhaltensweisen einer maladaptiven Krisenbewältigung weitgehend unverändert, zumindest deutlicher als in einer dyadischen Beziehung in das aktuelle Setting einbringt, sie im Feedback der Gruppe widergespiegelt sieht, ihre Defizienz erkennt und nach anderen Lösungswegen sucht.

Satterfield (1977) beschreibt die Tätigkeit einer ambulanten Krisengruppe am Jefferson Community Mental Health Center in Denver (ca. 8 Mitglieder, etwa 4 Sitzungen in 2 Wochen à 2/h). Jeweils ein Klient steht im Mittelpunkt der Gruppenarbeit. Dazwischen erhalten die Klienten schriftliche „homeworks“.

Trakas u. Lloyd (1971) konnten zeigen, daß das „emergency management“ in einer „short-term open group“ (max. 10 Patienten, 1,5 h in der Woche, max. 6 Sitzungen) doppelt so erfolgreich als in einer anderweitig therapierten Kontrollgruppe (individuelle, supportive Psychotherapie, reguläre Gruppentherapie oder gar keine Therapie (bei 15%)) war.

c) Psychoanalytische Techniken

Eine Krise kann oberflächliches Geschehnis bleiben, in ihr kann aber auch ein tiefsitzender Persönlichkeitskonflikt zum Ausdruck kommen. Der situative Kontext erscheint überdeterminiert, angstbesetzte Störpotentiale der Vergangenheit, unbewältigt und mühsam verdrängt, brechen wieder durch. Ein reines „here-and-now“ Management erweist sich dann als insuffizient, der „mehrdimensionale“ Ansatz kann geradezu den Blick auf die untergründige Problematik verstellen (Henseler 1981b).

Tiefenpsychologische Denkmodelle in einer psychodynamisch orientierten Kurztherapie wirksam werden zu lassen, kennzeichnet das Bemühen, für diese Patienten einen angemessenen Interventionsmodus zu finden.

Eine Möglichkeit stellt die von Malan (1965, S. 271 ff.) beschriebene „Fokal"-Technik dar. Der Analytiker verfolgt ein bestimmtes Ziel, den „Fokus". Der Fokus wird eingleisig verfolgt, der Patient durch Partialdeutungen darauf hingelenkt, Ablenkung durch nicht zum Fokus gehöriges Material vermieden. Grundsätze der Fokaltherapie sind Planung, Aktivität und geschicktes Weglassen. Sie ist abhängig von einer erfolgreichen Interaktion Patient - Analytiker, dergestalt daß a) der Patient Material anbietet, das b) den Analytiker befähigt, einen Fokus zu formulieren, den er c) dem Patienten anbietet und den d) nunmehr der Patient annimmt und bearbeitet.

Aus dem Konzept der narzißtischen Krise hat Henseler (1981 b) eine Interventionsstrategie speziell für Suizidpatienten entwickelt („Vom bewußten Konflikt zum unbewußten Konflikt"). Suche nach dem kränkenden Anlaß, Suche nach dem gemeinsamen Nenner (bei mehreren Suizidversuchen) und Beobachtung der Interaktion Patient - Therapeut werden als Wege beschrieben, zum unbewußten Konflikt zu gelangen.

Nach Kernberg (1978, S. 382) sollten sozial an sich gut angepaßte Patienten mit narzißtischer Persönlichkeit in einer akuten Krise zunächst mit einer stützenden Kurztherapie versorgt und für später die Möglichkeit einer längerfristigen psychoanalytischen Behandlung ins Auge gefaßt werden.

Rusk (1971, S. 262) für den „‚deep' versus ‚superficial' therapy (...) a dubious concept for any psychotherapy" ist, versucht, beide Ansätze in ein Kriseninterventionsmodell zu integrieren:
"If the therapist is willing to intrude as the omnipotent transference figure the patient craves, to utilize the heightened suggestibility and to serve as an auxiliary ego who shares the responsibility of coping, then anxiety will diminish, regression will reverse, and adaptive ego functions will return. The golden rule for the therapist in crisis intervention is to do for others that which they cannot do for themselves and no more" (Rusk 1971, S. 251).

Bellak, Gründer der „Trouble Shooting Clinic" in Elmhurst, New York, und einer der Väter einer Kurz- und Notfallpsychotherapie psychoanalytischer Provenienz, beschreibt folgende Interventionsmethoden als in Krisensituationen geeignet (Bellak u. Faithorn 1981, S. 41 ff.): „interpretation („cathartic interpretation - mediate catharsis"), reality testing, drive repression, sensitization of signals, education, intellectualization, support, conjoint sessions and family network therapy, psychoactive drugs."

2.3.1.4 Iatrogene Fixierung

Die Bedeutung, die bisher der Krisenintervention für die adäquate Bewältigung von Krisen und für die Prävention nachfolgender seelischer Störungen beigemessen wurde, darf nicht zu der Schlußfolgerung verführen, jede situative Krise bedürfe nun einer wie auch immer gearteten Intervention, um die weitere psychische Gesundheit des Individuums zu gewährleisten. Von den unangebrachten Omnipotenzansprüchen der Krisenintervention war schon die Rede. Besteht aber darüber hinaus nicht die Gefahr, daß eine externe Intervention eine an sich begrenzte Phase seelischen Ungleichgewichts erst recht fixieren und für einen längeren Zeitraum zementieren kann? Strotzka (1977) hat diesen Bedenken deutlichen Ausdruck verschafft. Am Ende dieser kurzen Darstellung verschiedener Interventionsverfahren mögen seine skeptischen Bemerkungen als Korrektiv allzu großer Erwartungen wirken.

Eine Krisenreaktion, schreibt Strotzka (1977), charakterisiert als Verhaltensstörung unter Streßbelastung (im Gegensatz zu neurotischen Störungen, die sich unter äußerem Druck eher bessern sollen),

„klingt entweder beim Aufhören des Streß wieder ab, oder es tritt beim Fortbestehen desselben eine Anpassung ein. Ihre Prognose ist daher, wenn keine iatrogene Verschlechterung erfolgt, die zu einer neurotischen Fixierung führen kann, eine ausgezeichnete, auch ohne Therapie. Eine solche Therapie kann sogar die entscheidende Verursachung einer solchen iatrogenen Fixierung sein" (Strotzka 1977, S.13).

2.4 Krisenintervention als Prävention

Nach Caplan stellt Krisenintervention kein isoliertes therapeutisches Vorgehen dar, sondern ist als Teil eines umfassenden Versorgungskonzepts lebensbegleitender Prävention zu verstehen. Es ist in diesem Zusammenhang wohl kein Zufall, das Caplan seine Vorstellungen über Krise und Krisenintervention im wesentlichen in seinen Büchern „An Approach to Community Mental Health" (Caplan 1961) und „Principles of Preventive Psychiatry" (Caplan 1964) entwickelt hat.

Die Ebenen der Prävention, auf denen sich Krisenintervention abspielen kann, seien - so wie sie die WHO in Anlehnung an Caplan definiert hat - kurz umrissen:

Primärprävention: Verhinderung des erstmaligen Auftretens psychischer Störungen („prevention of onset"); Senkung der Inzidenz.

Sekundärprävention: Verkürzung der Erkrankungsdauer und Verhinderung von Rückfällen durch Früherfassung und Frühbehandlung („early intervention"); Senkung der Prävalenz.

Tertiärprävention: Vermeidung bzw. Milderung der chronischen Auswirkungen der Erkrankung („limitation of disability")

Primärprävention ist, schreibt Caplan, ein "community concept. It involves lowering the rate of new cases of mental disorder in a population over a certain period by counteracting harmful circumstances before they have had a chance to produce illness. It does not seek to prevent a specific person from becoming sick. Instead, it seeks to reduce the risk for a whole population, so that, although some may become ill, their number will be reduced. It thus contrasts with individual-patient-oriented psychiatry" (Caplan 1964, S.26).

Obgleich psychiatrische Primärprävention nach Caplans Definition nicht auf die Verhinderung psychischer Erkrankungen Einzelner zielt, rechnen manche Autoren (Dörner et al. 1979; Ciompi 1975) neben den überindividuellen, meist langfristig wirksamen Maßnahmen psychiatrischer Primärprävention auch Krisenintervention - insbesondere im Vorfeld psychiatrischer Dienste - als kurzfristig wirksame Maßnahme psychiatrischer Prophylaxe in den Bereich der Primärprävention. Sofern es sich hierbei um „anticipatory guidance" (Caplan 1964) in der Vorphase erfahrungsgemäß krisogener Situationen (z.B. Pensionierung, Umzug) oder um Krisenintervention im Sinne flankierender Hilfen bei akzidentellen Krisen psychisch Gesunder handelt, wird man dieser Zuordnung insoweit zustimmen können, als diese Maßnahmen das erstmalige Auftreten psychischer Störungen verhindern sollen. Die Form der Krisenintervention, wie sie innerhalb nichtambulanter Einrichtungen zur Krisenintervention und Notfallpsychiatrie zur Anwendung kommt, spielt sich dagegen - die psychische Störung ist jetzt manifest und offensichtlich akut behandlungsbedürftig - im wesentlichen auf der Ebene der Sekundärprävention, zum Teil auch der Tertiärprävention ab.

2.5 Zusammenfassende Begriffliste

Crisis theory
Von Lindemann (1944) und Caplan (1961, 1963, 1964) nach dem Zweiten Weltkrieg in Harvard entwickeltes Konstrukt der „emotional crisis". Krise als eigengesetzliches Geschehen. Betonung der gesteigerten therapeutischen Beeinflußbarkeit des Individuums während der Krise. Starker Einfluß auf Gemeindepsychiatrie und Sozialarbeit.

Emotional crisis
Psychischer Balanceverlust als Reaktion auf ein das individuelle Anpassungsvermögen übersteigendes Ereignis, gekennzeichnet durch Angst, „upset" und erhöhte Suggestibilität; zugleich Mobilisierung der letzten eigenen Reserven. Zeitlich begrenzter, phasenhafter Verlauf, der nach 4–6 Wochen entweder durch eine erfolgreiche Krisenbewältigung oder durch ein maladaptives Arrangement zu seinem Ende kommt.
Dazugehörige Begriffe:

i. e. S.	i. w. S.
Psychogene Reaktion	Akute Belastungsreaktion
Anpassungsstörung	Neurotische Dekompensation
Adjustment disorder	Abnorme Erlebnisreaktion
Accident nevrotique	

Crisis intervention (amerikanisch)
Aus der Konzeptionalisierung der „emotional crisis" abgeleitete Handlungsanweisungen raschen Eingreifens in Krisensituationen. Ursprünglich eine schematische, „pattern"-orientierte Vorgehensweise, zugeschnitten eher auf die überindividuell gültigen Gegebenheiten des jeweiligen Krisentyps (Trauerreaktion, Scheidung, Vergewaltigung usw.) als auf das Persönlich-Einmalige der Situation. Als besonders geeignet für Laienhelfer angesehen. Mittlerweile ein „catch-all"-Konzept kurzfristigen Krisenmanagements. Streng genommen von Kurzpsychotherapie zu trennen.

Krisenintervention (deutsch)
Sammelbegriff für eine Vielzahl von akut in Krisensituationen eingreifenden Maßnahmen präventiver und/oder therapeutischer Art, denen im allgemeinen rasches und intensives Vorgehen, multidisziplinärer Ansatz und kurzzeitige Dauer gemeinsam sind.

Nach Definition der Enquête-Kommission „ein Vorgehen der Vorbeugung, der Frühbehandlung und des akuten Eingreifens durch geeignete Maßnahmen, die in der Krise zur Anwendung kommen". (Anhang zum Bericht der Enquête-Kommission 1975, S. 7).

Krisisinterventie (niederländisch/flämisch)
Erstes unmittelbares Eingreifen im Kulminationspunkt der Krise, momentane Entschärfung des „hot spot". Sehr kurzfristig.

Krisisopvang (niederländisch/flämisch)
Abwendung bzw. Milderung der Beeinträchtigungen durch die sozialen Ursachen oder Folgen der Krise in einer längeren, nur in Maßen therapeutischen Unterbringung.

3 Krisenintervention und Notfallpsychiatrie – Die Einrichtungen im einzelnen

Bevor die Einrichtungen nachstehend in Einzeldarstellungen beschrieben werden, soll zunächst die Abb. 3.1 eine erste Orientierung über das Folgende gestatten und zugleich die Einordnung der einzelnen Einrichtungen in die Systematik nichtambulanter Akutversorgung erleichtern.

3.1 Intramurale Einrichtungen

3.1.1 Einrichtungen mit kombiniert intensivmedizinischer/psychiatrischer Versorgung

3.1.1.1 Integrierte Akutversorgung

Pavillon N, Service d'Urgence Medicale, Hôpital E. Herriot, Lyon

Rahmen

Das Hôpital Edouard Herriot, Centre hospitalier universitaire der benachbarten Medizinischen Fakultät, stellt mit einem Einzugsgebiet von etwa 600000 Einwohnern dank seiner zentralen Lage, den Kooperationsmöglichkeiten mit anderen nahegelegenen klinischen Einrichtungen und der umfassenden medizinisch-chirurgischen Ausstattung das wichtigste Krankenhaus der Hospices Civils de Lyon dar, Dreh- und Angelpunkt des stationären Versorgungssystems. Auf Initiative des damaligen Bürgermeisters und späteren französischen Ministerpräsidenten E. Herriot wurde das Hospital in den Jahren 1913 bis 1933 nach Plänen des Architekten Tony Garnier[14] im Pavillonstil erbaut (21 Pavillons, 2000 Betten).

Von den 60000 Aufnahmen im Jahr sind rund die Hälfte Notfälle, von denen alle, die keines sofortchirurgischen Eingriffs bedürfen, in den Pavillon N gelangen, der den gesamten Service d'Urgence Médicale (S. U. M.) beherbergt. Das Besondere des S. U. M., 1960 gemeinsam von M. Veyret, dem damaligen Direktor der Hospices Civils de Lyon, und Prof. Roche ins Leben gerufen, ist das Konzept einer übergreifenden, somatische, psychiatrische und soziale Dimensionen des Notfalls in ihrer jeweiligen Gewichtung adäquat angehenden Akutversorgung, gewährleistet durch die pluridisziplinäre Zusammenarbeit von Anästhesisten, Toxikologen, Internisten und einer psychiatrischen Équipe.

Für Jahre war der S. U. M. des Hôpital E. Herriot die einzige öffentliche Anlaufstelle bei medizinischen Notfällen in ganz Lyon; seit Mai 1979 leistet der Service

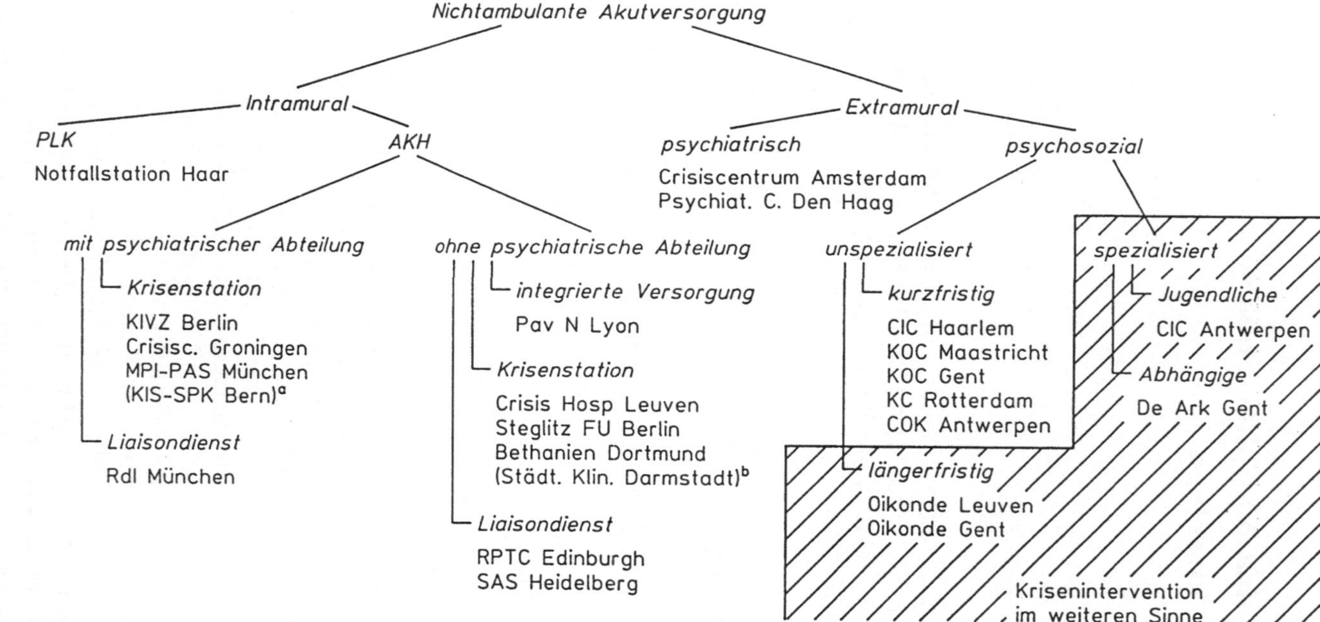

Abb. 3.1. Systematik nichtambulanter Akutversorgung

Abkürzungen

AKH Allgemeinkrankenhaus, CIC Crisis Interventie Centrum, COK Centrum voor Opvang van korte duur, KC Krisiscentrum, KIVZ Kriseninterventionszentrum, KIS-SPK Kriseninterventionsstation Sozialpsychiatrische Klinik, KOC Krisis Opvang Centrum, MPI-PAS Max-Planck-Institut Psychiatrische Aufnahmestation, PLK Psychiatrisches Landeskrankenhaus, RdI Klinikum Rechts der Isar, RPTC Regional Poisoning Treatment Center, SAS Sektion Angewandte Suizidforschung

[a] s. 3.3.1.1

[b] s. 5.2

d'Urgence am Hôpital Jules Courmont im Süden Lyons etwa ⅕ der Arbeitsbelastung des S.U.M. Die 3 großen psychiatrischen Krankenhäuser von Lyon (je 1000-2000 Betten) sollen der Behandlung von Akutpatienten in ihrer Schwerfälligkeit eher ablehnend gegenüberstehen. Dazu kommt, daß die Verwahrung soziopathischer Patienten, der ganze Bereich der „criminologie clinique", den Allgemeinkrankenhäusern obliegt, da die psychiatrischen Krankenhäuser nach ihrer Neuorientierung weder die gesicherte Unterbringung gewährleisten können, noch eine Einweisung überhaupt akzeptieren (Colin M. und Colin O. 1975).

Eine Beteiligung der knapp 12 „secteurs", in die Lyon eingeteilt ist, an der notfallpsychiatrischen Versorgung von Teilen des S.U.M.-Klientels findet so gut wie nicht statt. Die Services Bénévolés sollen - mit Ausnahme der Familienberatung - auf eher laienhaftem Niveau arbeiten. Außerdem muß noch erwähnt werden, daß in der Pathologie ein psychologisch-sozialtherapeutisch geschulter Mitarbeiter tätig ist, der den Hinterbliebenen von sich aus Hilfe und Beistand anbietet, ganz nach den Vorstellungen einer „out-reaching"-Intervention (Caplan 1974).

Konzept

Das äußere Band, das die verschiedenen Disziplinen zusammenhält, ist die Médecine légale. Prof. Colin, Directeur de l'Institut de Médecine Légale et de Criminologie de l'Université de Lyon, zugleich Leiter der psychiatrischen Équipe des S.U.M., ist ebenso wie Prof. Roche Rechtsmediziner. Nicht zuletzt der tägliche gutachterliche Umgang mit Suizidenten, Agitierten, soziopathischen Patienten, mit Alkoholikern, Hirnverletzten etc. mag das Fehlen einer für dieses Klientel geeigneten Akutversorgung spürbar gemacht und der Verwirklichung des Modells S.U.M. Vorschub geleistet haben.

Neben dieser mehr vordergründigen Verknüpfung der einzelnen Fachrichtungen durch die Médicine légale - auch die meisten Assistenzärzte vertreten gleichzeitig den Sektor médico-légale - beruht die pluridisziplinäre Zusammenarbeit auf einem Notfallkonzept, das „urgence" als gemeinsames Symptom vielfältiger Ursachen begreift, die oft erst a posteriori, also nach der Intervention faßbar werden. Ob der Zustand eines akut eingelieferten Patienten beispielsweise eine hirnorganische, eine alkoholtoxische oder eine psychiatrische Grundlage hat, mag sich a priori nicht ohne weiteres sagen lassen.

Gibt es dann überhaupt eine „urgence psychiatrique", oder müßte man nicht mit Alby und Sadoun von einer „psychiatrie de l'urgence" sprechen (zitiert in Colin u. Guenard 1976). Generell wäre zu fragen, ob die übliche Unterscheidung zwischen „malades somatiques" und „malades psychiatriques" nicht vornehmlich auf dem „critère du recours ou non-recours du malade à l'équipe psychothérapeutique" beruhe (Colin M u. Colin O 1975, S.75).

Versteht man „urgence" also als eine zunächst unspezifisch-vieldeutige Notsituation, die verschiedene Disziplinen gleichermaßen fordern kann, zeichnet sich die konzeptionelle Grundlage der institutionalisierten Kooperation, wie sie seit über 20 Jahren unter dem Dach des Pavillon N verwirklicht wird, deutlich ab.

Struktur

Räumlichkeiten
Der zweistöckige Bau des Pavillon N beherbergt folgende Einrichtungen:

Im Tiefgeschoß befinden sich
- eine modern ausgestattete Abteilung für Reanimation und Intensivmedizin,
- eine medizinisch-psychiatrische Begutachtungsstelle (Alkohol im Straßenverkehr, Vergewaltigung, Abtreibung etc.);
- ein EEG-Zimmer,

Im Erdgeschoß liegen
- „La Porte", Erstuntersuchungs- und Filterinstanz, die zwischen 17 und 8 Uhr die Aufgaben des Service Médical d'Accueil wahrnimmt;
- die Station N1 mit 39 Betten, davon 8 Intensivbetten, der „point chaud" des Pavillon N, mit N3 eine der beiden Notfallabteilungen, insbesondere für Intoxikationen, Liegezeit rund 2 Tage;
- die Station N2 mit 27 Betten, die den beiden Notfallstationen N1 und N3 als Überweisungsort für Patienten dient, die einer verlängerten Nachbetreuung bedürfen, gemischte Abteilung mit ⅓ somatischen und ⅔ psychiatrischen Patienten, Liegezeit bis zu 2 Wochen.

Das 1. Stockwerk beherbergt
- die Station N3, die zweite Notfallabteilung mit 41 Betten, hauptsächlich für neurologische Akutpatienten, Liegezeit etwa 3 Tage;
- den Sozialdienst;
- die Abteilung N4, Centre anti-poison.

Im 2. Stock sind untergebracht
- das Labor,
- kardiologische und neurologische Untersuchungseinrichtungen.

Personal
Mehr als 300 Personen sind insgesamt im Pavillon N beschäftigt; die Zahl der paramedizinischen Kräfte, des Pflege- und Verwaltungspersonals beträgt fast 200.

Die psychiatrische Équipe, die zugleich die übrigen Einrichtungen des Krankenhauses konsiliarisch mitbetreut, umfaßt 20 Psychiater (10 davon in Weiterbildung), 7 Psychologen und 4 Sozialarbeiter.

Patienten
Jährlich gelangen rund 20000 Patienten in den Pavillon N, eingewiesen von Allgemeinärzten (40%), von Polizei und Feuerwehr (30%) oder von medizinischen und sozialen Einrichtungen (10%); 20% kommen aus eigener Initiative oder werden von Angehörigen bzw. Freunden gebracht (bei Patienten mit überwiegend psychiatrischer Problematik beläuft sich dieser Anteil auf mehr als 40%).

Die Aktivität der psychiatrischen Équipe erstreckt sich auf 40% aller Patienten; von den psychiatrisch (mit-)betreuten Patienten bedürfen wiederum ¾ zugleich einer medizinischen bzw. toxikologischen Versorgung.

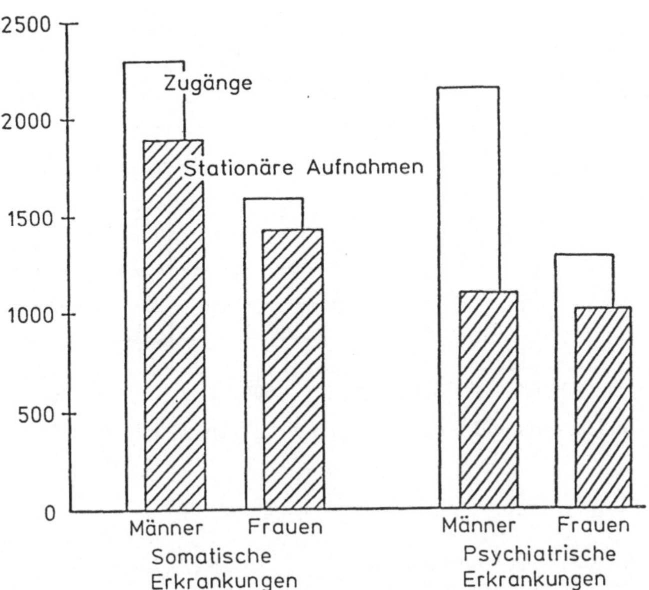

Abb. 3.2. Einweisungen und stationäre Aufnahmen der Garde de nuit vom 1. 10. 73-1. 4. 74. (Aus Colin u. Colin 1975)

Die Abb. 3.2 zeigt die Anzahl der Patienten, die zwischen dem 1. Oktober 1973 und dem 1. April 1974 in der Nachtambulanz des Pavillon N eintrafen und den Anteil derer, die dann stationär aufgenommen wurden. Bei etwa 40% der Patienten mit überwiegend psychiatrischer Problematik konnte in einer ambulanten Intervention die Krise soweit entschärft werden, daß sie unmittelbar nach Hause geschickt werden konnten. Bei den männlichen psychiatrischen Patienten, vornehmlich von Feuerwehr, Polizei oder dem Croix-Rouge eingeliefert, reichte sogar in mehr als der Hälfte der Fälle ein ambulantes „trouble-shooting". Zu den Problemgruppen, denen häufig ohne stationäre Aufnahme geholfen werden konnte, gehören Alkoholiker, Agitierte und Patienten mit Angstzuständen. Die Unterscheidung arrivé - hospitalisé veranschaulicht die Relevanz einer institutionalisierten Beiziehung eines interventionserfahrenen psychiatrischen Teams schon im Eingangsprozeß, um unnötige Aufnahmen zu vermeiden.

Nach einer Erhebung von Elchardus et al. (1983) läßt sich folgendes Profil der psychiatrisch betreuten Patienten zeichnen:
Sie sind

- vornehmlich französisch (85%);
- überwiegend jung (37,8% unter 25 Jahre, 68,3% unter 35 Jahre),
- bevorzugt weiblich (70,7%),
- zur Hälfte verheiratet oder in freier Ehe (51,5%) ohne Kinder (39%),
- fast immer mit festem Wohnsitz (86,8%),
- zur Hälfte berufstätig (47%),
- fast zur Hälfte ohne psychiatrische Vorgeschichte (45,7%). Psychiatrische Vorgeschichte mit bzw. ohne Inanspruchnahme psychiatrischer Versorgung bei 37,5% bzw. 8,5%. Bei 8,2% keine Angaben.

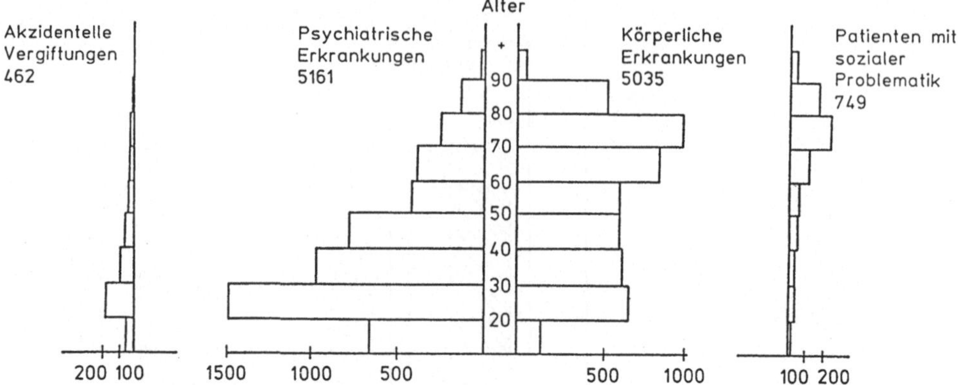

Abb. 3.3. Alter und Eingangsdiagnose stationärer Patienten 1972. (Aus Colin u. Colin 1975)

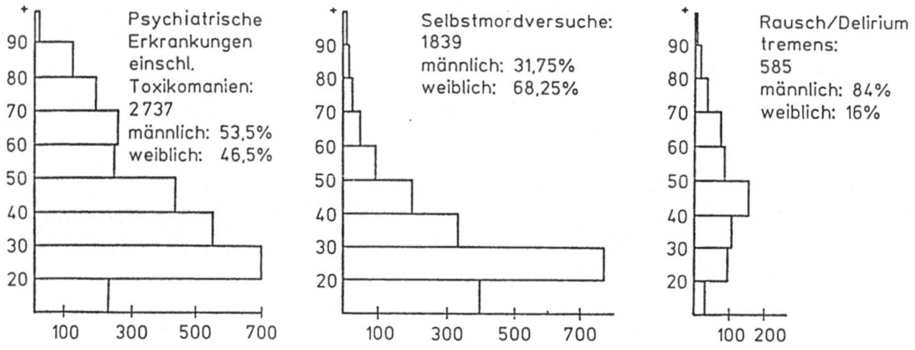

Abb. 3.4. Geschlecht, Alter und Diagnosen der psychiatrischen Patienten

Zwei Statistiken von M. und O. Colin (1975) unterteilen alle Patienten des Pavillon im Jahre 1972 nach Eingangsdiagnose und Alter (Abb. 3.3), dazu die psychiatrischen Patienten nach Geschlecht, Alter und Diagnose (Abb. 3.4). Es fällt die Altersdifferenz zwischen den psychiatrischen (50% unter 40 J.) und den somatischen Patienten (50% über 60 J.) auf. Unter den Patienten zeigt sich eine Isomorphie im Altersprofil der somatischen und sozialen Fälle einerseits, und der psychiatrischen und der akzidentell vergifteten Patienten andererseits. In der Aufschlüsselung der psychiatrischen Patienten stand der jungen, zu ⅔ weiblichen Population der Suizidenten eine ältere Patientengruppe von (chronischen) Alkoholikern (z. T. im Delirium tremens oder in einer Alkoholpsychose) deutlich gegenüber, während die 3. Gruppe weitgehend heterogen war.

96,4% der psychiatrischen Patienten zeigen bei der Aufnahme ein anomales Verhalten. Offensichtlich ist es diese Verhaltensauffälligkeit, die Angehörige, Feuerwehr, Polizei etc. zur Einweisung motiviert. Die einzelnen Verhaltenskriterien sind in Tabelle 3.1 aufgefächert.

Rund ¾ der in N1 psychiatrisch mitbetreuten Patienten waren Suizidenten. Die Syndrome der psychiatrischen Patienten gibt Tabelle 3.2 wieder.

Tabelle 3.1. Verhaltenskriterien [in %]. Für einen Patienten konnten mehrere - max. 3 - der nachfolgend angegebenen items gewählt werden. (Aus Elchardus et al. 1983)

Intoxikation in suizidaler Absicht	69,9
Anderes autoaggressives Verhalten	8,8
Abnormes Verhalten oder gefährdendes Verhalten im Sinne des Gesetzes von 1938	5,4
Gewaltopfer	3,9
Erregungszustand	7,6
Verwirrtheitszustand	1,8
Akuter Alkoholismus	7,2
Chronischer Alkoholismus	8,4
Andere Toxikomanien	3,9
Anderes	5,2
Keine klassifizierbaren Verhaltensauffälligkeiten	4,6

Tabelle 3.2. Diagnosen [in %]. Für einen Patienten konnten mehrere - max. 3 - der nachfolgend angegebenen Items gewählt werden. (Aus Elchardus et al. 1983)

Anpassungsstörung	41,2
Neurose	13,1
Psychosomatisches Syndrom	3,0
Konversionssymptomatik	4,2
Akutes psychotisches Zustandsbild	5,8
Chronische Psychose	4,5
Depressives Syndrom	34,1
Hirnorganische Psychosyndrome des Alters	0,9
Beziehungsstörung	7,9
Anderes	6,7
Keine diagnostische Zuordnung möglich	8,2

Da Mehrfachnennungen möglich waren, zeigte sich, daß lediglich 56% eine „reine" Symptomatik präsentierten, während der Rest 2 oder 3 Items zugeordnet werden konnte. Diese Zahlen scheinen - zusammen mit den 8,2%, die bei der Aufnahme nicht eindeutig diagnostiziert werden konnten - die Ansicht zu unterstützen, daß in der Kriseninterventíon eine subtile, u. U. eben langwierige Diagnostik am Anfang vor einer raschen Linderung der akuten Notlage des Patienten zurückzutreten habe (Sonneck u. Ringel 1977; Feuerlein et al. 1983).

Intervention

An der Pforte wird jeder neuaufgenommene Patient von einem Dreierteam aus Internist, Toxikologe und Psychiater einer Erstuntersuchung unterzogen, die im Schnitt 2 h dauert. Die Untersuchungszimmer sind nach Bekunden der Ärzte etwas eng, zudem fehlt es an Möglichkeiten, Agitierte angemessen unterzubringen. Ein größerer Teil der Patienten kann, wie schon ausgeführt, ambulant versorgt werden. Auf den Notfallstationen N1 und N3 nehmen die Psychiater an der Betreuung der Patienten teil, ein festes Schema existiert nicht.

Alle Suizidpatienten werden regelmäßig vom Psychiater gesehen. Die Krankenschwestern arbeiten gemeinsam für alle Patienten; im Laufe eines Tages erfährt der Patient etwa 1 h direkte Zuwendung von Seiten der Schwestern. Die therapeutischen Ressourcen der Psychiater reichen, neben den Psychopharmaka - rund ¼ der Patienten erhält psychotrope Substanzen - vom Einzelgespräch über Gruppentherapie, institutionelle Therapien wie Arbeitstherapie bis zur analytischen Behandlung mit 3 Sitzungen pro Woche im Rahmen der „consultation". Auf jeden psychiatrischen Patienten entfällt am Tag etwa 1 h psychiatrische Betreuung; zu den Gesprächen werden meist ein Psychotherapeut und/oder ein Sozialarbeiter hinzugezogen, nach Möglichkeit auch die Angehörigen. Der Versuch, eine spezifische Krisentherapie zu entwickeln, wurde nach einiger Zeit aufgegeben.

Der Entlassungstermin bei Kurzzeitpatienten ohne weitere somatische Komplikationen wird zumeist von den Psychiatern festgelegt.

Die Station N2 bietet die Möglichkeit, Patienten, die einer etwas längeren, aber absehbaren stationären Nachbetreuung bedürfen, für max. 2 Wochen aufzunehmen. Die Betten sind zu ⅓ von somatischen, zu ⅔ von psychiatrischen Patienten belegt. Diese Station entspricht, zumindest was das psychiatrische Klientel angeht, in etwa dem Modell, das Feuerlein (1978) speziell für Suizidpatienten vorschlug: Eine intensivstationsnahe Abteilung, reserviert für eine mehrtägige psychiatrische Nachsorge eines kleinen Teils der toxikologischen Patienten.

Die Mischung somatischer und psychiatrischer Patienten ist nicht ohne Reiz und hat sich in den Augen der Ärzte bewährt. Nur ein verschwindend kleiner Anteil der psychiatrischen Patienten von N2 muß längerfristig in ein psychiatrisches Hospital verwiesen werden.

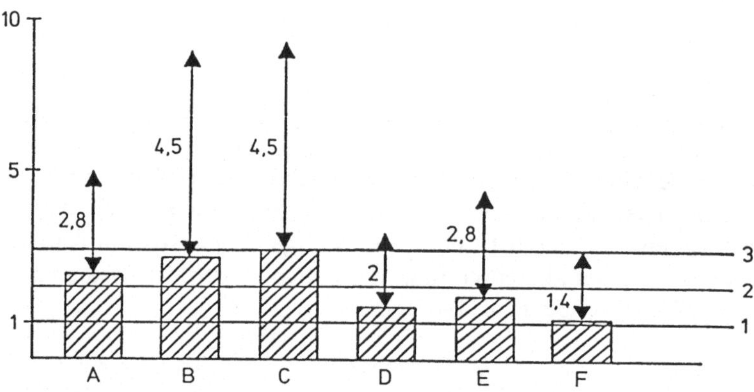

Abb. 3.5. Liegezeiten aller Patienten. (Aus Colin u. Colin 1975). *A* = Selbstmordversuch; *B* = Psychiatrische Erkrankungen einschl. Toxikomanien; *C* = Patienten mit sozialer Problematik; *D* = Alkoholintoxikationen; *E* = Somatische Erkrankungen; *F* = Akzidentelle Vergiftungen

Tabelle 3.3. Verweilzeit psychiatrischer Patienten [in %]. (Aus Elchardus et al. 1983)

Weniger als 24 h (Aufnahme/Entlassung am selben Tag)	7,3
24–48 h	38,4
2– 3 Tage	18,9
3– 4 Tage	8,5
4– 7 Tage	10,1
Länger als 1 Woche	3,4
Länger als 2 Wochen	0,3
Unbekannt	13,1

Die Verweildauer für alle Patienten, geordnet nach diagnostischen Kriterien, gibt Abb. 3.5 wieder, für die psychiatrischen Patienten die Tabelle 3.3. Die Variationen der Liegezeiten sind am geringsten bei den akzidentellen Intoxikationen, am größten bei den Sozialfällen und den psychiatrischen Patienten (hier v.a. durch den N2-Aufenthalt).

Nach Elchardus et al (1983) wurden am Ende der Erstintervention, die sich über einen Zeitraum von maximal 48 h erstreckt, 35% der psychiatrischen Patienten ohne weiteres Nachsorgeangebot entlassen (5% gingen gegen ärztlichen Rat). Ebenfalls 35% wurden zur Nachbetreuung an ambulante Einrichtungen verwiesen, 4% an soziale Dienste. Bei 25% wurde die Klinikbehandlung fortgesetzt (17% im Pavillon N, 7% in einem psychiatrischen Krankenhaus, 1% in einer Rehabilitationseinrichtung).

Bei der Adressenvermittlung externer Dienste wurde in der Wahrnehmung der offerierten Nachsorgeangebote eine erhebliche Schwundrate bemerkt, der durch direkte Terminvereinbarung seitens des S. U. M.-Psychiaters und durch Begleitung des Patienten zum Termin abgeholfen werden konnte.

Problematik

Psychiatrische Krankenhäuser und Allgemeinkrankenhäuser werden in Frankreich administrativ wie finanziell getrennt geführt. Eine psychiatrische Abteilung im Hôpital général, wie in Lyon verwirklicht, muß die große Ausnahme bleiben. Einzig das Hôtel-Dieu im Zentrum von Paris hat eine vergleichbare Integration Psychiatrie - Medizin in der Akutversorgung vollzogen (Grivois 1973, 1979b, Kamal 1981).

Nur durch das persönliche Engagement und das Ansehen ihrer Gründer konnten die Verwaltungs- und Budgetschwierigkeiten überwunden werden, die sich dem Modell S. U. M. entgegenstellten (und -stellen). Neben dieser generellen Problematik wirft die Binnenstruktur des Pavillon N einige wesentliche Schwierigkeiten auf, die in der institutionalisierten Zusammenarbeit von Internisten, Toxikologen, Anästhesisten und Psychiatern wurzeln.

„La difficulté est d'assurer la coordination de ces quatre formations cliniques d'idéologie et de culture si differentes et le problème est l'homogénéité d'interprétation pour assurer l'équilibre et la synergie, au mieux une coexistence pacifique" (Colin 1982, persönliche Mitteilung, S. 1).

Da zudem definierte Kooperationsmodi, feste Organisationsschemata und bindende Therapiepläne weitgehend fehlen, entsteht ein struktureller Freiraum, der für die Erprobung neuer Versorgungsmodalitäten ebenso wie für das Tauziehen um Patienten und finanzielle Mittel offensteht.

Wenngleich die Personalzahl insgesamt als ausreichend beschrieben wird, führen die hohe Patientenzahl, der rasche „turn-over", der oft nur allzu kurze Kontakt mit den Patienten, deren weiteres Schicksal meist im Dunkeln bleibt, bei den jüngeren Ärzten nach etwa einem halben Jahr ihrer Tätigkeit im Pavillon N zu einer „fatigue", zu Unzufriedenheit und einer insgesamt ablehnenden Haltung dem ganzen Modell gegenüber.

Ob der S. U. M. in seiner jetzigen Form weiterbestehen wird, scheint fraglich. Die Initiatoren und Mentoren dieses integrativen Modells (Roche, Colin) gehen dem Ruhestand entgegen, während die jüngeren Ärzte - meist nicht mehr gleichzeitig Rechtsmediziner, damit entfällt schon das äußere Band - das Modell kaum favorisieren (s. oben).

Andererseits hat der S. U. M. in seinem über 20jährigen Bestehen ohne Frage erfolgreich gearbeitet und wäre einer Erhaltung mit schrittweiser Verbesserung und Ergänzung wert, deren Zielsetzung eine „miniaturisation/diversification“ einerseits, die Einrichtung eines „secteur d'urgences brèves“ andererseits wäre.

„(...) il nous semble que la consultation d'accueil psychiatrique, même disposant de quelques couchettes, peut être située soit en amont, soit en dérivation du centre de crise, permettant une prise en charge plus souple de tous les cas qui ne comportent pas d'inscription organopathique évidente. C'est dans cet esprit que nous diversifions dans notre complexe médicale d'urgence, a la fois un secteur d'urgences brèves, bien moins onéreux et limité à quelques heures, pour tous les cas qui ne nécessitent pas une hospitalisation en soins intensifs et qui dépassent les possibilités d'une prise en charge ambulatoire.“ (Colin 1983, persönliche Mitteilung)

Die Absicht, im S. U. M. zusätzlich eine eigene Abteilung für „urgences brèves“ einzurichten, ist nicht zuletzt Ausdruck der geringen Bedeutung, die, zumindest in Lyon, den sektorialen sozialpsychiatrischen Einrichtungen bei der Akutversorgung selbst leichterer Krisen zukommt. Daß andererseits gerade die Sektorisierung mit der angestrebten gemeindenahen Vollversorgung die Errichtung extramuraler Krisenzentren stimulieren kann, zeigt das Beispiel des „centre de crise“, das Amado (1983, persönliche Mitteilung) als Teil des Versorgungsangebots des 5^{e} secteur von Paris eingerichtet hat (s. 3.3.4).

Ohne der späteren Diskussion von Modellen zur Akutversorgung vorgreifen zu wollen, sei kurz vermerkt, daß sich hier 2 grundsätzlich verschiedene Versorgungsprinzipien abzeichnen: Auf der einen Seite ein extramurales, sektorisiertes, in viele kleinere Einrichtungen aufgefächertes System - darunter dann ein Krisenzentrum -, das die „crises dites de petit ou moyen risque“, nicht aber die „de mauvais risque“ abdeckt, auf der anderen Seite ein Notfall- und Krisenzentrum in einem großen zentralen Allgemeinkrankenhaus, das allen Krisenpatienten, ambulant wie intensivmedizinisch, an einem gewohnt-vertrauten Ort und als (problem-)neutrale Instanz (Wedler 1975) gerecht werden kann.

3.1.1.2 Liaisondienste

Regional Poisoning Treatment Center, Royal Infirmary, Edinburgh

Vorbemerkung

Im Gefolge der Empfehlungen des Aitken-Reports (schwerpunktmäßige Versorgung von Selbstmordpatienten, systematisches „psychiatric assessment“) wurde 1962 in der Royal Infirmary im Zentrum Edinburghs auf Ward 3, einer ehemaligen Deliranten- und Verwirrtenstation, das Regional Poisoning Treatment Center (RPTC) eingerichtet, in das vereinbarungsgemäß so gut wie alle Selbstmordversuche ($>95\%$) der Edinburgher Region eingeliefert werden, die einer stationären Versorgung bedürfen.

Durch diese Konstellation stand der MCR-Unit for epidemiological studies am Royal Edinburgh Hospital über Jahre ein außergewöhnlich umfassendes statistisches Material zur Verfügung, das eine Vielzahl epidemiologischer Untersuchungen und therapeutischer Interventionsstudien ermöglichte. Einen Überblick über diese Arbeiten bietet Kreitmans (1977) Sammelband „Parasuicide“.

In der zusammenfassenden Diskussion verschiedener Interventionsmodalitäten beim Selbstmordversuch (s. Teil 3 der Arbeit) werden die Ergebnisse von Kreitman et al. ausführlich zur Sprache kommen. Hier zunächst ein Abriß von Aufbau und Arbeitsweise des RPTC (s. auch Cooper 1979, S. 73-76).

Struktur

Räumlichkeiten

Das RPTC liegt im 1. Stock eines der vielen Backsteinbauten, die den altertümlichen Gebäudekomplex der Royal Infirmary bilden. Ward 3 besteht im wesentlichen aus 2 großen, nach Geschlechtern getrennten Schlafsälen mit je 12 Betten; an den beiden (elektrisch betriebenen) Kaminen kleine Sitzgruppen. Zwischen den Halbstationen ein für Magenspülungen eingerichteter Raum, auf der Männerstation 2 vor einiger Zeit installierte, abgetrennte Intensivbetten, dazu 1 Schwestern-, 2 Pflegezimmer und ein kleiner Konferenzraum.

Personal

Zum Personal gehören

- 2 internistisch-toxikologische Consultants,
- 4 internistische Assistenzärzte (registrar, house-officers),
- 1 psychiatrischer Consultant (Royal Edinburgh Hospital),
- 2 psychiatrische Assistenzärzte (registrars),
- 2 Sozialarbeiter
- 3 Studenten.

Die Krankenschwestern sind generell Nurses ohne explizites psychiatrisches Training, besitzen aber durch den täglichen Umgang mit Selbstmordpatienten ein großes Maß an praktischer Erfahrung.

Die Internisten haben noch weitere Betten in der Infirmary, das RPTC stellt jedoch einen wesentlichen Teil ihrer Tätigkeit dar. Die beiden psychiatrischen registrars sind fest auf der Station.

Arbeitsumfang - Patienten

Pro Jahr werden rund 1800 Aufnahmen verzeichnet, davon sind etwa 900 Wiederaufnahmen. Die Selbstmordpatienten machen mehr als 80% der Gesamtaufnahme des RPTC aus, der Rest verteilt sich auf akzidentelle Vergiftungen und akutpsychiatrische Patienten, die über Nacht beruhigt werden sollen.

Die Patienten werden zumeist auf die Notfallabteilung der Royal Infirmary eingewiesen und dort vom diensthabenden Arzt ins RPTC weiterverwiesen. Auch Suizidpatienten, die einer chirurgischen Intervention bedurften, gelangen anschließend auf Ward 3, ihr Anteil („self-injury“) liegt zwischen 5-7%.

35% der Suizidpatienten waren schon früher in psychiatrischer Betreuung, bei fast der Hälfte der Aufnahmen handelt es sich um wiederholte Selbstmordversuche.

Rund ¾ der Suizidpatienten lassen sich nicht als krank im psychiatrischen Sinne diagnostizieren, bei der psychiatrischen Symptomatik stehen Depression und depressive Reaktionen im Vordergrund.

Intervention

Ziel des RPTC ist es, dem Selbstmordpatienten nach dem Erwachen eine kurze Erholungs- und Besinnungspause zu gestatten, ihn also nicht, wie üblich, umgehend nach Hause zu schicken, wenn er somatisch außer Gefahr ist. Der Patient soll die Möglichkeit erhalten, mit Mitarbeitern wie Mitbetroffenen über das ihn Bedrängende zu reden, da, nach Erfahrung der Mitarbeiter, 19 von 20 Suizidpatienten unmittelbar nach dem Selbstmordversuch das Bedürfnis oder zumindest die Bereitschaft haben, sich auszusprechen, während diese Offenheit und Zugänglichkeit mit zunehmendem Abstand von der Tat rasch abnimmt.

Die Patienten halten sich durchschnittlich 2 Tage im RPTC auf, die Liegezeit kann zwischen 1 und 14 Tagen im Extrem variieren. Einer der beiden internistischen Consultants macht täglich ein „ward-round", meist begleitet von einem psychiatrischen Assistenten, der, sind die Patienten körperlich restituiert, ein etwa einstündiges Gespräch mit ihnen führt, um sich ein Bild von Persönlichkeit, Problematik und akuter Suizidalität machen zu können. Das Interview ist diagnostisch-prognostisch orientiert und stellt keine therapeutische Intervention im engeren Sinne dar. Nach diesem „assessment" wird vom psychiatrischen Registrar, so nötig, die Aufnahme in eine psychiatrische Einrichtung veranlaßt oder eine ambulante Nachbetreuung in die Wege geleitet.

Zweimal in der Woche kommt ein psychiatrischer Consultant aus dem Royal Edinburgh Hospital ins RPTC und bespricht dort in einem kleinen, an den Frauensaal angrenzenden Konferenzzimmer mit seinen Registrars, den Studenten und (meist) einem Sozialarbeiter und einer Schwester neu aufgenommene Patienten und das weitere Vorgehen bei Problemfällen. Die meist schon voruntersuchten Patienten werden von den Mitarbeitern in einer knappen Viertelstunde vorgestellt, besprochen und ggf. dem Consultant zu einem Kurzinterview ins Zimmer gebracht. Diese 2mal wöchentlich stattfindende Besprechung, in der nur über ausgewählte Patienten diskutiert und entschieden wird - die Assistenten treffen die meisten Routinemaßnahmen schon zuvor weitgehend unabhängig - läßt sich am ehesten als eine Supervisionsveranstaltung beschreiben.

Daran anschließend findet eine Besprechung mit den Internisten über einzelne Patienten und allgemeine organisatorische Fragen statt.

Knapp 15% der Selbstmordpatienten werden zur psychiatrisch-stationären Aufnahme eingewiesen. Grob geschätzt werden fast 9 von 10 Selbstmordpatienten, vom Arztbrief abgesehen, ohne weiteres in die Hände ihres Allgemeinarztes entlassen.

Sektion angewandte Suizidforschung, Medizinische Universitätsklinik (Ludolf-Krehl-Klinik), Heidelberg (Eröffnung 1977)

Struktur

Räumlichkeiten

	1 Bett	2-3 Betten	4 Betten
Schlafräume	3	2	2
Betten	15		

	min	max	im Durchschnitt
Auslastung	12	21	15

Personal

Psychiater	2
Andere Ärzte	3
Schwestern (Intensiv)	4
Psychologe	1
Sozialarbeiter	1
Seelsorger	2
Studenten	4
Andere	2

Patienten

Gesamtzahl/Jahr	ca. 700
Wiederaufnahmen	ca. 3%

Einweisung durch

Selbsteinweisung
Angehörige, Freunde
Polizei
Praktischen Arzt
Facharzt
Wohlfahrtsinstitutionen
Krankenhäuser

Aufnahmegründe

Akute Psychose	14,6%
Neurotische Dekompensation	14 %
Alkohol-/Drogenprobleme	23,3%
Suizidversuch[a]	62 %
Adjustment disorder	40 %
Frühere psychiatrische Behandlung	12 %

Therapie

Pharmaka	10%
Einzelpsychotherapie	42%
Familientherapie	33%
Gruppentherapie	5%
Anderes	10%
	im Durchschnitt
Verweildauer (Tage)	3 (1-30)

Entlassung

Hause/Familie	87%
Long-stay Heime	3%
Krankenhaus	10%
Ambulante Dienste	65%
Praktischer Arzt	13%

[a] Als zusätzliches Symptom bei verschiedenen Diagnosen aufgefaßt

Bis 1965 bestand an der Medizinischen Universitätsklinik Heidelberg die Suizidentennachbetreuung lediglich in einem psychiatrischen Konsiliarbesuch auf Anforderung der Internisten. Von 1965-1968 führten einige Ärzte der Abteilung für allgemeine klinische Medizin ein Nachbetreuungsprogramm durch, an dem erstmals auch eine Sozialarbeiterin und ein Seelsorger mitarbeiteten. 1977 wurde die „Sektion für Suizidforschung" an der Psychiatrischen Klinik eingerichtet. Das psychosoziale Betreuungsteam arbeitet auf der Intensivstation und in eigenen Räumen innerhalb der Medizinischen Klinik. Während der stationären Krisenintervention nach der Entgiftung bleiben die Patienten üblicherweise auf der Intensivstation (s. auch Böhme et al. 1978; Kulessa et al. 1980).

Toxikologische Abteilung, Liaisondienst Psychiatrie, Klinikum rechts der Isar, München (Eröffnung 1978)

Struktur

Räumlichkeiten				*Personal*	
	1 Bett	2-3 Betten	6-8 Betten	Psychiater	2
Krankenzimmer	1	1	6	Andere Ärzte (Med. Kl. II)	4
Betten	42			Sozialarbeiter	1

Auslastung 100% (im Mittel)

Tägliche Besprechung mit Internisten und Sozialarbeiter
2mal/Woche Oberarztkonferenz

Patienten[a]

Gesamtzahl (1981)	485	Frühere psychiatrische Behandlung	
Wiederaufnahmen	58 (12%)	- ambulant	194 (40%)
		- stationär	220 (45%)

Aufnahmegrund Suizidversuch 100%

Therapie

Pharmaka (in Ausnahmefällen)
Einzeltherapie (regelmäßig)
Gespräche mit den Konfliktpartnern

Entlassung	
Hause/Familie	7%
Ambulante Dienste	73%
Krankenhaus	18%
anderswo	2%

	im Durchschnitt
Verweildauer (Tage)	5,8 (1-30)

Ambulante Nachbetreuung in der Psychiatrischen Klinik möglich

[a] Betrifft nur die Suizidpatienten der toxikologischen Abteilung

Die in eine offene und eine geschlossene Intensivabteilung untergliederte toxikologische Abteilung des Klinikums Rechts der Isar, zentrale Aufnahmestation für alle intoxikierten Suizidpatienten des Großkrankenhauses, wird seit mehreren Jahren von einem psychiatrischen Liaisondienst der Psychiatrischen Klinik mitbetreut. Die im Liaisondienst tätigen Psychiater sind fest auf der Toxikologischen Abteilung stationiert; ihre Zuständigkeit umfaßt psychiatrische Diagnostik und Therapie, insbesondere auch die Einleitung von Nachsorgemaßnahmen. Stationsleitung und medizinische Gesamtverantwortung liegen in Händen der Internisten. Neben der Suizidentenversorgung betreut der Liaisondienst Patienten mit Suchterkrankungen, die zur Entgiftung aufgenommen wurden.

3.1.2 Psychiatrische Kriseninterventionsstationen

3.1.2.1 Allgemeinkrankenhaus ohne psychiatrische Abteilung

Crisis Hospitalisatie Psychiatrie Akademisch Ziekenhuis St. Rafael, Leuven, Belgien (Eröffnung Oktober 1978)

Struktur

Räumlichkeiten

	1 Bett	2 Betten	3 Betten
Krankenzimmer	13	1	1

Betten 18

Personal

Psychiater supervisor	2 (halftime)
junior	3 (je 1 in Notaufnahme)
Psychiatr. Schwestern	12
Psychologen	2 (halftime)
Sozialarbeiter	1

Nachtdienst 1 Pflegekraft

Patienten

Gesamtzahl/Jahr	450
Wiederaufnahmen	15%

Einweisung durch

Selbsteinweisung (sehr selten)
Hausarzt, Facharzt
Wohlfahrtsdienste
Eigene Notaufnahme

Aufnahmegründe

Akute Psychose
Depression (endogen, reaktiv)
Neurotische Dekompensation
Alkohol-/Drogenprobleme
Suizidversuch
Adjustment disorder

Therapie

Pharmaka
Einzelgespräche
Familientherapie

	im Durchschnitt
Verweildauer	14–21 Tage

(bei psychotischen Patienten bis 6 Wochen)

Entlassung nach

Hause/Familie	ca. 75%
Psychiatrische Klinik	ca. 25%
(bei psychotischen Patienten	ca. 50%)

Die 18-Betten-Krisenstation im Akademisch Ziekenhuis St. Rafael, das selbst über keine allgemeinpsychiatrische Abteilung verfügt, erhält rund die Hälfte der Patienten via Notaufnahme. Dorthin werden – wegen der psychiatrischen Evaluierung und der unmittelbaren Nachbetreuungsmöglichkeit – mittlerweile die meisten Suizidpatienten aus Leuven und Umgebung eingeliefert.

Die ursprünglich angestrebte Liegezeit von 2 Wochen erwies sich im Lauf der Zeit als zu kurz; die „reinen“ Krisenpatienten sind doch relativ selten.

Psychotische Patienten, von denen nicht mehr als 2 zugleich auf der Station „vertragen“ werden, können bis zu 6 Wochen verbleiben. Ein Isolierzimmer steht zur Verfügung. Die Station wird offen geführt, keine Zwangsaufnahmen.

Wichtigste Bezugsperson des Patienten ist die (psychiatrisch geschulte) Krankenschwester. Die Assistenzärzte verbringen je 1 Jahr ihrer psychiatrischen Ausbildung auf der Krisenstation.

Das Team ist weitgehend demokratisch organisiert, der Supervisor hat nicht unbedingt das letzte Wort. Patientenbesprechungen finden täglich, teaminterne Konferenzen wöchentlich statt. Die Krankenschwestern treffen sich alle 2 Wochen zu einer Balint-ähnlichen Aussprache.

Wegen der hohen Arbeitsbelastung kann eine eigene ambulante Nachbetreuung nicht durchgeführt werden.

Patienten mit drängenden sozialen Problemen werden nach der psychiatrisch-ärztlichen Versorgung zumeist in das Krisisopvangcentrum „Oikonde" (s. unten) überstellt.

Exkurs: Das Interventionsmodell Leuven

Leuven verfügt über ein vorbildlich-komplementäres Interventionsnetz, das das ganze Spektrum möglicher Krisen- und Notfälle auf den verschiedenen Ebenen des Eingreifens abdeckt. Das ambulant arbeitende Krisiscentrum „De Stut" („die Stütze") verfügt über ein mobiles Einsatzteam, um der Krise schon am Ort des Geschehens die Spitze zu nehmen und rechtzeitig geeignete Maßnahmen einzuleiten. Mit der Crisis Hospitalisatie Psychiatrie im Akademisch Ziekenhuis St. Rafael besitzt Leuven ein Instrument rascher Intervention bei schweren psychischen Krisen und psychiatrischen Notfällen. Für die psychosozialen Krisen mit ausgeprägt materieller Komponente schließlich steht das Krisisopvangcentrum (KOC) Oikonde-Hotel zur Verfügung. Die Zusammenarbeit zwischen den 3 Einrichtungen ist gut, die Hauptverweisungswege laufen a) - nach externer Evaluierung - von „de Stut" ins KOC und b) - nach psychiatrisch medizinischer Versorgung - von der Krisenstation ebenfalls ins KOC, wenn zugleich eine schwerwiegende soziale Problematik besteht.

Nun sind freilich diese 3 Institutionen nicht, wie sich leicht denken ließe, einem koordinierten Gesamtentwicklungsplan entsprungen, sondern aus einzelnen, untereinander völlig unabhängigen Initiativen hervorgegangen.

Was in Flandern nicht selten zu einer Über- oder Fehlversorgung führt, also die weitgehend ungeordnet-autarken, gegenseitig kaum voneinander Kenntnis nehmenden (sozial-)fürsorgerischen Bemühungen der verschiedensten gesellschaftlichen Gruppen, in Leuven haben sie ein wohlabgestimmtes Versorgungsmodell geschaffen, das - im voraus geplant - kaum besser hätte verwirklicht werden können.

Kriseninterventionsstation Universitätsklinikum Steglitz FU Berlin (Eröffnung Oktober 1976)

Struktur

Betten	12	Psychiater	3 (1 Konsilarius für Notaufnahme)
		Pflegekräfte	8
		Bewegungstherapeut	1 (halbtags)

Patienten

Gesamtzahl/Jahr	ca. 300
Wiederaufnahmen	ca. 10%

Alter[a] (%)	Männlich	Weiblich
-20	3,2	7,2
21-30	9,2	16,3
31-40	13,1	17,2
41-50	4,4	7,5
51-60	2,3	7,2
61-	2,7	9,8

Aufnahmegrund[a]

Psychosen (ICD 290-299)	36,1%
Suizidversuch	31,0%
Neurosen (ICD 300, 301)	15,0%
Alkohol-/Medikamentenabhängigkeit (ICD 303, 304, 291)	12,8%
Psychosomatische Erkrankungen (ICD 306)	4,2%
Sonstige Diagnosen (ICD 307)	0,9%

Therapie

Analytisch-orientierte Einzel- und Gruppengespräche
Konzentrative Bewegungstherapie
Beschäftigungstherapie

	Median	Mittel	Streuung
Liegezeit[a]	9	13,6	1-103 Tage

Nachsorgemodalität[a]

Eigene ambulante Nachsorge	31,3%
Ambulante Psychiater	27,5%
Stationäre Verlegung	12,6%
Ambulante Beratungsstellen	12,0%
Kein Behandlungsvorschlag	5,3%
Psychoanalytische Therapie	4,7%
Sozialpsychiatrischer Dienst	3,8%
Gruppentherapie	2,6%
Zwangseinweisung	0,5%

[a] Bezieht sich auf Erhebungszeitraum 1. Oktober 1976-31. Dezember 1978, n = 665, s. Dorn u. Berzewski (1979)

Seit 1970 besitzt das Klinikum Steglitz, das keine eigene allgemeinpsychiatrische Abteilung beherbergt, eine psychiatrische Ambulanz, die konsiliarisch die 1300 Betten große Klinik betreut. 1976 wurde eine 12-Betten-Kriseninterventionsstation eingerichtet, um der ständig zunehmenden Zahl notfallpsychiatrisch eingewiesener oder zunächst auf anderen Stationen versorgter psychiatrischer Patienten gerecht zu werden.

Bemerkenswert ist, neben konzentrativer Bewegungstherapie und Beschäftigungstherapie im Rahmen von Krisenintervention, die vergleichsweise hohe Zahl eigener ambulanter Nachbetreuung (ca. ⅓).

Durch das Fehlen anderer psychiatrischer Abteilungen im Hause müssen psychiatrische Patienten unselektiert übernommen werden; entsprechend schwanken die Liegezeiten (1-103 Tage, median 9). Inwieweit dann noch von Krisenintervention i. e. S. gesprochen werden kann, sei dahingestellt.

Krisenstation Krankenhaus Bethanien, Dortmund-Hörde, (Eröffnung 1978)

Struktur

Räumlichkeiten		*Personal*	
Schlafräume	2	Psychiater	1
Betten	5	Krankenschwestern	3
		Psychologen	2
		Sozialarbeiter	1
		Pfarrer	1
		1 Teambesprechung im Monat	

Patienten			
Gesamtaufnahmen/Jahr	391	*Aufnahmegründe*	
Einweisung durch		Akute Psychose	8,4%
Selbsteinweisung		Neurotische Dekompensation	
Verwandte, Freunde		und Adjustment disorder	66,8%
Polizei		Einschließlich Suizidversuch	
Praktischen Arzt		Alkohol-/Drogenprobleme	24,8%
Facharzt			
Wohlfahrtseinrichtungen			
Krankenhäuser			

Therapie		
Krisenintervention		Eigenes Nachsorgeangebot
Verweildauer (Tage)	10,2	

Weitere Informationen liegen nicht vor.

3.1.2.2 Allgemeinkrankenhaus mit psychiatrischer Abteilung

Kriseninterventionszentrum Krankenhaus am Urban, Berlin (Eröffnung 1. Januar 1977)

Struktur

Räumlichkeiten		*Personal*	
	2 Betten	Psychiater	3
Schlafräume	3	Schwestern/Pfleger	7,5
Betten	6	Sozialarbeiter	3
		Nachtdienst 1 Pflegekraft	
		Teambesprechung täglich	
		2mal/Woche Oberarztkonferenz	

Patienten

Gesamtzahl/Jahr 400–450

Wiederaufnahmen ca. 5%

Einweisung durch
Rettungsstelle des Krankenhauses (ca. 50%)
Selbsteinweisung (geschätzt 10%)
Praktischen Arzt (geschätzt 8%)
Angehörige, Freunde
Polizei
Wohlfahrtsdienste
Andere Krankenhäuser

Aufnahmegrund

Adjustment disorder	ca. 60-65%
Neurotische Dekompensation	ca. 10-15%
Alkohol-/Drogenprobleme	ca. 10%
Akute Psychose	ca. 5%

Zustand nach Suizidversuch ca. 50%

Frühere psychiatrische Behandlung 10% (geschätzt)

Therapie
In der Regel keine Pharmaka
Einzelgespräche (mindestens 1 am Tag)
Gruppentherapie (2mal 1 h/Tag)
Einbeziehung von Familie/Partnern

im Durchschnitt
Verweildauer (Tage) 4 (1-14)

Entlassung nach

Hause, Familie mit ambulanter Betreuung	ca. 70-80%
Krankenhaus	ca. 20-30%

Eigene Nachbetreuung in „grauer" Ambulanz

Das Allgemeinkrankenhaus „Am Urban" in Kreuzberg, einem sozio-ökonomisch überaus problematischen Bezirk von ca. 150000 Einwohnern (davon ¼ Ausländer), verfügt seit 1973 über psychiatrische und neurologische Abteilungen.

Zu den psychiatrischen Stationen (Allgemeinpsychiatrie, Alkohol- und Drogenabhängigkeit, längerfristig Kranke) kam 1977 ein Kriseninterventionszentrum mit 6 Betten hinzu. Zunächst im hinteren Drittel einer allgemeinpsychiatrischen Station untergebracht, ist es seit Oktober 1981 auch räumlich eigenständig im Altbaukomplex des Krankenhauses organisiert.

Das Kriseninterventionszentrum, im Rahmen der „grauen Ambulanz" zunehmend auch in nichtstationäre Interventionen eingeschaltet, soll einen Baustein zur angestrebten psychiatrischen Vollversorgung i. S. einer gemeindenah-sektorisierten Psychiatrie in Berlin-Kreuzberg darstellen (s. auch Götte 1979; Hauck u. Wegener 1980; Götte u. Saleh 1981; Götte u. Wegener 1982).

Crisiscentrum Academisch Ziekenhuis, Psychiatrische Kliniek, Groningen (Eröffnung 1971)

Struktur
Räumlichkeiten

	1 Bett	2 Betten	3 Betten
Schlafräume	3	1	2

Betten 11

Personal

Psychiater	consultant	1
	junior	1
Schwestern		11
Sozialarbeiter		1
Studenten (Medizin)		2
Soziologe/Psychotherapeut		1

Auslastung	0	11	7-8	Besprechungen 2mal am Tag
	min	max	im Durchschnitt	

Patienten

Gesamtzahl/Jahr	405
Wiederaufnahmerate	6%
Geschlecht	m 50%, w 50%

Alter		
	18-29 Jahre	32%
	30-59 Jahre	60%
	60- Jahre	8%

Einweisung durch

Selbsteinweisung/Angehörige, Freunde	6%
Praktischen Arzt	33%
Sozialpsychiatrischen Dienst	12%
Wohlfahrtsinstitutionen	9%
Krankenhaus	33%
Polizei	4%
Andere	3%

Diagnosen

Psychose (ICD 290-299)	23%
Neurose (ICD 300)	17%
Persönlichkeitsstörungen (301)	15%
Alkohol-/Drogenproblem	18%
Ohne psychiatrische Diagnose	9%
Anderes	8%
Frühere psychiatrische Behandlung	39%

Therapie

Pharmaka	35%
Einzeltherapie (tgl.)	
Familientherapie (u. U.)	
	im Durchschnitt
Verweildauer (Tage)	4,5

(einige Stunden bis 1 Monat im Extremfall)

Nachsorge

Keine	10%	8% abgelehnt 2% nicht nötig
Hausarzt	10%	
Sozialpsychiatrischer Dienst	13%	
Poliklinik	14%	
Sozialarbeiter (inkl. Alkohol/Drogen)	20%	
psychiatrische Aufnahme	25%	
Anderes	7%	

Das Crisiscentrum liegt auf dem Campus der Universitätskliniken in der ersten Etage eines modernen, siebenstöckigen Baues, der Einrichtungen der Psychiatrischen Klinik beherbergt. Cooper hat Struktur und Arbeitsweise des Crisiscentrum in seinem WHO-Report (1979) recht ausführlich dargestellt. Da sich, wie Giel (1982, persönliche Mitteilung) mitteilt, seither nichts wesentlich verändert hat, sei sich hier auf eine tabellarische Übersicht neuerer Daten beschränkt, ohne damit die Bedeutung des Crisiscentrum, gerade in seiner Vorbildfunktion für deutsche Einrichtungen, im geringsten schmälern zu wollen.

Psychiatrische Aufnahmestation Max-Planck-Institut für Psychiatrie, München (Eröffnung 7. Januar 1981)

Struktur

Betten	12 (-16)
Auslastung	90%

Psychiater	3
Sozialarbeiter	1
Pflegekräfte	7

Tägliche Teambesprechung unter Supervision

Patienten

	Weiblich	Männlich	Gesamt
Gesamtzahl	237	121	358
davon Wiederaufnahmen	18%	23%	20%

Alter	
10-19	27
20-29	99
30-39	115
40-49	81
50-59	25
60-	11

Familienstand	
Ledig	150
Verheiratet	139
Geschieden	43
Getrennt	18
Verwitwet	8

Einweisungsweg	
Selbsteinweisung	41
Krankenhaus München-Schwabing	146
Klinik/Poliklinik MPI	52
Nervenarzt	47
Praktischer Arzt/anderer Facharzt	46
Fachklinik	9
Andere Klinik	14
Gutachten	3

Erstdiagnosen (ICD 9)	W	M	Ges.
Schizophrenie (295)	22	6	28
Affektive Psychose (296)	16	4	20
Neurotische Depression (300,4)	27	10	37
Andere Neurosen (300)	21	10	31
Alkohol-, Medikamenten-, Drogenabhängigkeit bzw. -mißbrauch (303-305)	56	42	98
Anpassungsstörung (309)	76	38	114
Andere Diagnosen (291, 293, 294, 297, 301, 306, 308, 310, 317 und Neurologische Diagnosen	19	11	30
Total	237	121	358

Suizidversuche (185 von 358 Patienten)

	W	M	Ges.
Suizidversuch als Aufnahmegrund	55	32	87
Suizidversuch in der Vorgeschichte	41	17	58
Kombination von beidem	30	10	40

In unmittelbarer Nachbarschaft des Max-Planck-Instituts für Psychiatrie, in dessen Klinik 1981 die auf Notfallpsychiatrie und psychiatrische Krisenintervention zugeschnittene „Psychiatrische Aufnahmestation" als Halbstation mit 12 Betten eingerichtet wurde, liegt der Gebäudekomplex des Städtischen Krankenhauses München-Schwabing, eines großen Allgemeinkrankenhauses mit rund 1800 Betten. Die psychiatrische Poliklinik des Max-Planck-Instituts betreut das Schwabinger Krankenhaus konsiliarisch. Knapp die Hälfte der Patienten der Kriseninterventionsstation, die der psychiatrischen Poliklinik angegliedert ist, werden aus diesem Krankenhaus übernommen. Da nachts nur eine Pflegekraft zur Verfügung steht, die zudem noch die Nachbarstation mitversorgen muß, ist die Aufnahmezeit von

7 Uhr-20 Uhr begrenzt. Die Station wird offen geführt, nur in Ausnahmefällen wird sie für einige Stunden geschlossen. Eine intensivmedizinische Ausrüstung ist nicht vorhanden.

Entsprechend können keine schwer suizidalen, akut erregten und vital gefährdeten Patienten aufgenommen werden, ebensowenig Patienten, die nach dem Unterbringungsgesetz hospitalisiert werden müssen.

Therapie[a]

Einzelgespräche	
Gruppengespräche	
Verweildauer (gemittelt)	9 Tage

Weiterverweisung	
ohne Weiterbehandlung	42
Nervenarzt/Poliklinik	201
Hausarzt/anderer Facharzt	39
Poliklinik Max-Plank-Institut	12
Klinik MPI	3
Andere Fachklinik	29
Nervenkrankenhaus	9
Fachfremde Klinik	16
Unbekannt	7

[a] Alle Zahlen von 1983

Neben der emotionellen Entlastung in der beschützenden Atmosphäre der Station und dem „here-and-now"-Krisenmanagement soll der Patient in Einzelgesprächen Einsicht in die Psychodynamik der akuten Krise erhalten, ihre Einbindung in seine Lebensgeschichte erkennen und zugleich die Möglichkeit haben, damit verbundene Gefühle und Bedürfnisse zu äußern. Aufzeigen von gangbaren Zukunftsperspektiven und ggf. Motivierung zu einer längerfristigen Nachbetreuung treten hinzu. Weiterhin nehmen die Patienten an einer Stationsgruppe teil. Das soziale Umfeld mit seinen wichtigsten Konfliktpartnern wird stufenweise in den Interventionsprozeß einbezogen (s. auch Feuerlein et al. 1983).

3.1.2.3 Psychiatrischer Krankenhausbetrieb

Psychiatrische Notfallstation Psychiatrisches Bezirkskrankenhaus, Haar bei München (Eröffnung Februar 1977)

Struktur

Räumlichkeiten

	1 Bett	2-3 Betten
Schlafräume	1	5
Betten	13 (-19)	

Personal	
Psychiater	2
anderer Arzt	1
Schwestern	10
Psychologe	1
Sozialarbeiter	1
Seelsorger	1

Auslastung	6	19	13
	min	max	im Durchschnitt

Student 1
Soziotherapeut 1

Teambesprechung 2mal am Tag

Patienten

Gesamtzahl/Jahr	630
Wiederaufnahmen	100

Einweisung durch
Selbsteinweisung
Angehörige, Freunde
Polizei (häufig)
Kassenarzt
Wohlfahrtsinstitutionen
Krankenhaus

Aufnahmegründe

Akute Psychose	5%
Neurotische Dekompensation	15%
Alkohol-/Drogenproblem	15%
Suizidversuch	55%
Adjustment disorder	10%

Frühere psychiatrische Behandlung ca. 30%

Therapie
Pharmaka (sehr selten)
Einzeltherapie
Gruppentherapie (1mal am Tag)
Familientherapie
Ehe- und Partnergespräche

	im Durchschnitt
Verweildauer (Tage)	7 (1-15)

Entlassung nach

Hause, Familie	70%
Ambulante Dienste	10%
Krankenhaus	15%
Long-stay Heime	5%

Eigene ambulante Nachbetreuung

Die psychiatrische Notfallstation des Bezirkskrankenhauses Haar liegt im Erdgeschoß der modernen Aufnahmeklinik, neben der Patientenaufnahme und unterhalb der neurologischen Intensivstation, in die auch Suizidpatienten nach Intoxikation aufgenommen werden.

Die freundliche, in ursprünglich für die Privatstation vorgesehenen Räumen untergebrachte Notfallstation wird geschlossen geführt. Zwei Überwachungs- bzw. Isolierzimmer stehen zur Verfügung.

Der Einzugsbereich der Notfallstation umfaßt, entsprechend dem Versorgungsgebiet des Bezirkskrankenhauses, neben München eine Reihe oberbayerischer Landkreise vom Voralpenland bis zur Donau.

Mehr als die Hälfte der Patienten wird durch die Polizei eingeliefert. Die Zahl der Zwangseinweisungen ist im Laufe der Zeit deutlich gefallen. Die meisten der polizeilich Eingewiesenen können überzeugt werden, freiwillig zu bleiben. Da zudem im Haus ein Richter zur Verfügung steht, vor dem gegebenenfalls direkt verhandelt werden kann, erlebt der Patient den Arzt nicht länger als „Unterdrücker".

Jeder Patient, der länger als eine Nacht bleibt, wird einer körperlichen Untersuchung unterzogen. Die kurzpsychotherapeutischen Maßnahmen sind in etwa an den von Cullberg (1978) beschriebenen Prinzipien orientiert (s. 2.3.). Ein besonderer Schwerpunkt liegt in der Herausarbeitung der krisenauslösenden Faktoren.

Die täglichen Gruppengespräche, von einem der Ärzte für je eine Woche geleitet, sollen die soziale und emotionelle Isolation der Patienten überwinden helfen.

3.2 Extramurale Einrichtungen

3.2.1 Psychiatrisch geleitete Krisenzentren

Krisiscentrum Amsterdam

Vorbemerkung
Das Krisiscentrum (KC) Amsterdam wurde 1972 als gemeinsames Versuchsprojekt der Universitätsklinik (Wilhelmina Gasthuis) und des kommunalen Gesundheitsdienstes für einen zunächst limitierten Zeitraum von 3–5 Jahren ins Leben gerufen. Im März 1977 besuchte Cooper das KC und porträtierte es im Rahmen seiner WHO-Studie (1979).

Seither hat sich einiges geändert: Längere Zeit stand die Weiterexistenz des KC überhaupt in Frage. Mittlerweile ist das KC unter neuer Leitung (Dr. Smeets), die Crisis Research Unit ist geschlossen, Binnenstruktur und Zielpopulation haben sich wesentlich verändert, der Stellenwert des KC im Gesamtversorgungssystem Amsterdams hat sich gewandelt.

Unter diesen Gesichtspunkten scheint eine erneute Beschreibung des KC, wie es sich dem Autor im Juni 1983 präsentierte, als gerechtfertigt, zumal das KC inzwischen ein gerade in psychiatrischer Hinsicht faszinierendes Modell extramuraler Crisis Admission Units darstellt.

Vorgeschichte
Daß Krisenzentren nicht nach einem einheitlichen Reißbrettmuster entworfen werden, sondern in ihrer spezifischen Ausprägung oft ein bestimmtes, ortsgebundenes Versorgungsdefizit reflektieren, veranschaulicht die Entstehung des KC. In Amsterdam stand (und steht) einem vielfältigen Angebot ambulanter psychiatrisch/psychosozialer Institutionen ein Mangel an psychiatrischen Betten[15] gegenüber. Folglich wurde ein Krisenzentrum geschaffen, das trotz seiner beschränkten Bettenzahl (12) durch kurze Liegezeiten eine relativ hohe Aufnahmekapazität hat und das die psychiatrische Einweisung mit der potentiellen Stigmatisierung bei einem Teil der Patienten, die kurzfristig nicht mehr ambulant betreut werden können, verhindern soll.[16]

1972 für einen begrenzten Zeitraum gegründet, sollte das KC danach Teil eines bis dahin zu errichtenden sozialpsychiatrischen Zentrums werden, das, neben dem KC, eine Abteilung für 2wöchige und eine für etwa einmonatige Aufnahmen besitzen sollte. Das sozialpsychiatrische Zentrum gibt es immer noch nicht, seine Einrichtung wird vermutlich an finanziellen Problemen scheitern. Entsprechend der Empfehlung einer im November 1977 zur Frage des Fortbestehens des KC eingesetzten Kommission wurde das KC kurzfristig in ein Gemeinschaftsprojekt der Abteilung seelische Gesundheit des städtischen Gesundheitsdienstes und des psychiatrischen Bezirkskrankenhauses Santpoort umgewandelt. Im Mai 1981 erklärte der Gesundheitsminister gemäß eines entsprechenden Krankenhausgesetzes die Übernahme des KC durch Santpoort. Die langwierigen Übergabeverhandlungen zwischen der Universitätsklinik und Santpoort waren im Juni 1983 noch nicht abgeschlossen.

Struktur

Räumlichkeiten

An der Peripherie des konzentrischen Grachtensystems gelegen, ist das KC als Teil einer typischen backsteindunklen Häuserzeile der 1e Helmersstraat ohne jeglichen äußeren Hinweis in einem ehemaligen Verwaltungsgebäude des unmittelbar benachbarten Wilhelmina Gasthuis untergebracht. Die Tür wird mittels Gegensprechanlage geöffnet. Über eine Treppe gelangt man in die 1. Etage zur zentralen Aufnahme, dem halbrunden Reception desk. In diesem, dem sog. „medizinischen" Stockwerk, sind 6 geräumige Einzelzimmer untergebracht, klinisch-kalt, Fenster und Naßzelle abschließbar, die Türen mit Glasfenstern. Weiter befinden sich hier 2 Sprechzimmer, Verwaltungsräume und ein Besprechungszimmer für das Team.

Im 2., dem „sozialen" Stockwerk, ordnen sich um eine Tischgruppe kreisförmig 6 wohnliche Einzelzimmer an (2 als Doppelzimmer verwendbar), die Betten stammen nicht mehr aus dem Krankenhausfundus, die in die Stationsmitte gehende Wand einschließlich Tür sind aus Glas, von innen durch einen Vorhang zuziehbar. Neben 2 Gesprächszimmern stehen eine Sitzecke und ein kleiner Bartresen zur Verfügung.

Durch das Fehlen eines langen Ganges und die Gruppierung um ein gemeinschaftlich nutzbares Zentrum entsteht keine isolierende Krankenhaus- oder auch Hotelkorridoratmosphäre. Zusammensein wird betont, ohne dem einzelnen seine Rückzugsmöglichkeiten zu nehmen.

Im 3. Stock sind in den der Straße zugewandten Zimmern, die noch zum KC gehören, ein Raum für Fortbildung, Rollenspiel etc. und das Zimmer des mobilen Crisisteams untergebracht, das, vom übrigen KC weitgehend unabhängig, für Kindsmißhandlungen und Verwahrlosungen zuständig ist.

Personal

Das Personal umfaßt

- 1,5 Psychiater (Fachärzte);
- 5 Allgemeinärzte, für 1-2 Jahre, vor Niederlassung oder im Wartestand auf psychiatrische Assistentenstelle;
- 10 Schwestern (psychiatrisch und somatisch ausgebildet);
- 3 Sozialarbeiter (5 Planstellen);
- 0,5 Psychologen;
- 0,5 Andragoge („Pädagoge" für Erwachsene);
- 21 Studenten, für 6 bzw. 10 Monate, verschiedene Fachrichtungen (Medizin, Psychologie, Schwerbehindertenpädagogik, Sozialwissenschaften etc.).

Es wird in 3 Schichten gearbeitet: 7.30-16 Uhr, 15.30-24 Uhr, 23.30-8 Uhr. In jeder Schicht ist eine vollständige Triade aus Allgemeinarzt, Schwester und Sozialarbeiter anwesend. Psychiater, Psychologe und Andragoge - vom Schichtdienst entbunden - fungieren als Leitungsgremium mit Richtlinienkompetenz, Interaktionen und Anordnungen supervidierend.

Zugangswege

Neben der Aufnahme von Patienten bietet das KC ambulante Interventionen, die sog. „Voor-Deur-Gesprekken" und einen 24-h-Telefondienst.

Klienten können sich selbst um ein Gespräch ans KC wenden; Hausärzte und Mitarbeiter medizinischer, psychotherapeutischer oder sozialer Einrichtungen können Klienten nach telefonischer Rücksprache zu einem Gespräch schicken.

Anzahl der ambulanten Interventionen

1977	1978	1979	1980	1981
521	528	477	449	420

Die fallende Tendenz, die sich in der Übersicht zeigt, ist möglicherweise bedingt durch den Ausbau von Erste-Linie- und RIAGG (Regionale Instelling voor Ambulante Geestelijke Gezondheidszorg)-Einrichtungen, die besonders auf Früherkennung und -intervention psychosozialer Krisen abzielen.

Während die Zugangswege bei ambulanten Interventionen offen und vielfältig sind, erfolgen Aufnahmen ausschließlich über 2 Kanäle: Zum einen - wie im Haag - durch den diensthabenden Psychiater der Abteilung Geestelijke (seelische) Hygiene (GH) des kommunalen Gesundheitsdienstes, zum anderen via Eerste Hulp (EH) des benachbarten W. Gasthuis.[17]

Tabelle 3.4. Aufnahmezahlen

	Aufnahmen insgesamt	Via EH	Via GH	Gemittelte Bettenauslastung
1977	698	336	362	-
1978	727	371	356	-
1979	672	326	346	76,5%
1980	692	340	352	71,2%
1981	667	311	356	65,9%

Tabelle 3.5. Aufnahmezeiten

Aufnahmen (%)	Während der Arbeitszeit	Außerhalb der Arbeitszeit	Wochenende (Freitag 18-Montag 7 Uhr)
1979	33	67	32
1980	35	65	30

Wie Tabelle 3.5 zeigt, fanden rund ⅔ der Aufnahmen außerhalb der üblichen werktäglichen Arbeitszeit statt. Die Tabelle 3.6 gibt den Anteil der EH-vermittelten Patienten in Relation zur Gesamtzahl des EH-Klientels wieder.

Patienten

Die Zielpopulation des KC läßt sich in 3 Gruppen aufteilen:

- Kriseninterventionspatienten im eigentlichen Sinne: akute psychische Krise mit überwiegend psychosozialer Problematik.

Tabelle 3.6. Patientenzahlen Eerste Hulp

	Patienten EH insgesamt	Davon in KC aufgenommen	[%]
1977	1803	336	18,6
1978	1942	371	19,1
1979	1773	326	18,4
1980	1591	340	21,4
1981	1559	311	20,0

- Observationspatienten: psychiatrische Notfälle, Exazerbationen, Erstpsychosen.
- Übergangspatienten („stallingen") für maximal 24 h: Unterbringung, wenn in der vorgesehenen psychiatrischen Einrichtung momentan kein Bett frei, eine sofortige Einweisung aber unumgänglich ist.

Alkohol- und Drogensüchtige werden nicht aufgenommen, da es in Amsterdam eine ganze Reihe auf diese Klienten spezialisierter Einrichtungen gibt.

Um eine Stigmatisierung der Patienten durch ein psychiatrisches „labeling" zu vermeiden, werden seit Gründung des KC alle Patienten unter den Begriff „akutes Krisensyndrom" subsumiert. 40% der Patienten hatten gerade einen Suizidversuch hinter sich. Von den Patienten der ersten 9 Monate 1982 hatten 162 vorherigen Kontakt mit ambulanten Einrichtungen, 215 noch keinen.

Alter und Geschlecht der Patienten sind in den Tabellen 3.7 und 3.8 angegeben.

Tabelle 3.7. Alter der Patienten [in %]

Alter	0-14	15-44	45-64	ab 65
1978	3,4	76,4	16,1	4,2
1979	1,6	78,0	14,5	5,8
1980	2,6	77,0	15,8	4,6

Tabelle 3.8. Geschlecht der Patienten [in %]

Geschlecht	Männlich	Weiblich
1978	43	57
1979	46	54
1980	39	61
1981	42	58

Bemerkenswert ist der Wandel der Zielpopulation seit Bestehen des KC. Ursprünglich gegründet für die rasche Intervention bei Caplans klassischen Krisenfällen, nimmt dieses Klientel mittlerweile rapide ab; oft erweist sich eine ambulante Intervention als ausreichend. Das Schwergewicht der Arbeit liegt inzwischen in der Hospitalisierungsprävention prononciert psychiatrischer Akutpatienten.

Intervention

Ambulante Gespräche, durchschnittlich eine halbe bis 1 h, werden abwechselnd von einem freien Mitarbeiter der Schicht übernommen.

Bei aufgenommenen Patienten gibt der einweisende Psychiater zuvor telefonisch Befindlichkeit, Diagnose und Medikation durch und stellt dem KC einen spezifischen Fragen- und Aufgabenkomplex (z. B.: Kann bei dieser Erstpsychose durch [pharmakologische] Intervention eine psychiatrische Aufnahme vermieden werden, kann jene dekompensierte Charakterneurose soweit stabilisiert werden, daß eine ambulante Nachsorge ausreicht? usw.). Der Patient wird bei seiner Ankunft von einem freien Mitglied der Triade untersucht. Die Anweisungen des externen Psychiaters werden bis zum nächsten Mittagsrapport befolgt; gleichzeitig wird versucht, bis dahin alle anamnestisch relevanten Fakten und Daten zusammenzubringen.

Da sich das KC weniger als umfassende „assessment unit" denn als selektiv-problemlösungsorientierte Interventionsinstanz versteht, werden psychiatrische Durchdiagnostizierung und ausführliche somatische Befunderhebung nur dann durchgeführt, wenn die ursprüngliche Fragestellung revidiert werden muß.

Beim Mittagsrapport, der täglichen großen Teambesprechung zwischen 12 und 14 Uhr, wird über das weitere Vorgehen in gemeinschaftlicher Diskussion entschieden. Aus Kompetenz erwachsene Autorität hat die traditionellen Rollenhierarchien ersetzt.

Aufnahme und Therapierichtlinien werden als Teamentscheidung getroffen. In Fragen psychiatrischer Diagnostik, der Applikation von Psychopharmaka und der Anwendung von Zwangsmaßnahmen, i. e. Sedierung, Fixierung ans Bett, hat der Psychiater definitiv das letzte Wort. Um die durch den Schichtwechsel gefährdete Kontinuität der Betreuung zu sichern, sind die Beschlüsse der Mittagsbesprechung für alle weiteren Betreuer[18] des Patienten bindend.

Patienten werden zunächst im medizinischen Stockwerk untergebracht und dort beobachtet, bevor sie ggf. in den 2. Stock kommen.

Entsprechend den beiden wesentlichen Patientengruppen (Krisenreaktionen - psychotische Patienten) lassen sich 2 generelle Therapieschemata beschreiben. Für Patienten mit psychosozial bedingten Krisenreaktionen wird eine Aufenthaltsdauer von 3 Tagen als adäquat betrachtet:

1. Tag: Ausruhen, emotionelle Zuwendung.
2. Tag: Diskussion/Verdeutlichung der Emotionen, Rückblick auf ältere interferierende Affekte.
3. Tag: Planung der nächsten Aktivitäten und der Aussichten für die nähere Zukunft.

Bei psychotischen Patienten erfolgt in den ersten 3 Tagen zunächst eine psychopharmakologische Intervention, in den folgenden 3-4 Tagen wird der Patient dahingehend beobachtet, ob er soweit gebessert ist, daß eine ambulante Weiterbetreuung aussichtsreich erscheint.

Die durchschnittliche Liegezeit beträgt etwa 4 Tage (Tabelle 3.9).

Die therapeutische Technik stellt eine Mischung aus „here and now" und psychodynamischer Fokussierung dar, hauptsächlich in Einzelgesprächen. Gruppentherapie findet nicht statt; informell-unstrukturierte Kontakte zu Mitpatienten werden im allgemeinen als hilfreich angesehen. Freilich kommt es zwischen den

Tabelle 3.9. Liegezeiten (EH Krankenhaus, GH Stadt)

Verweildauer (d)	EH	GH (ohne Übergangspatienten) [%]	Übergangspatienten [%]	Mittel [%]
1979	4,5	3,4	2,6	4,2
1980	4,1	4,0	1,8	3,8
1981	4,2	3,6	1,5	3,6

Patienten gelegentlich auch zu Unruhen, notfalls wird die Polizei geholt. Die Sozialarbeiter sind eher als Familientherapeuten (Einbeziehung des familiär/sozialen Umfeldes) denn als finanziell-administrative Berater tätig.

Seit Bestehen des KC (1972) haben sich 2 Patienten dort suizidiert.

Die Entlassungsmodi zeigt Tabelle 3.10, aufgeteilt nach Patienten mit und ohne frühere (sozial-)psychiatrische Behandlung.

Tabelle 3.10. Entlassungsmodi

Entlassung in	Patienten [%]	
	Vorbehandelt	Nicht vorbehandelt
Wohnung/Familie	36[a]	56
Ambulante psychiatrische Einrichtung	19	
Psychiatrisches Krankenhaus	30	24
Psychiatrisches Wohnheim (Hostel)	10	6
Nichtpsychiatrische Nachsorge	2,5	3,8
Alkohol-/Drogeneinrichtungen	2,5	1,8
Übrige	-	8,4

[a] 11% mit einmaligem Nachtermin, zu dem 60% kommen, 25% ohne weitere Termine

Tabelle 3.11. Wiederaufnahmeraten [in %]

	EH	GH	Insgesamt	Anteil bei in psychiatrische Krankenhäuser Verlegten [%]
1977	15,4	21,0	17,6	30,0
1978	20,5	19,4	20,0	34,0
1979	18,8	17,8	18,3	35,8
1980	26,8	18,2	22,4	36,8
1981	23,2	22,8	22,9	30,1

Rund 10% der Patienten gehen gegen ärztlichen Rat. Eine regulär-formale Nachsorge im KC findet nicht statt. Die Zusammenarbeit mit externen Nachsorgeinstitutionen gilt als gut; es erfolgt ein Feedback. Die Wiederaufnahmeraten sind Tabelle 3.11 zu entnehmen.

Über Erfolg bzw. Mißerfolg der Intervention evaluativ fundiert zu urteilen, scheint, gerade bei solchen, nur kurz eingreifenden Zentren, schier unmöglich, daher nur 2 gesprächsweise vermittelte Anmerkungen. Bei einem guten Drittel der Patienten habe man hinterher das Gefühl, man hätte noch mehr tun können. Bei dekompensierten Charakterneurosen erweise sich die Aufenthaltszeit meist als zu kurz, 2 Wochen schienen hier die angemessene Zeitspanne zur Restabilisierung zu sein.

Teamzufriedenheit

Der Enthusiasmus der Gründungszeit scheint noch nicht verflogen zu sein, gefiltert allerdings durch eine realistischere Einschätzung der eigenen Möglichkeiten. Von gelegentlichen Durchhängern abgesehen finden sich keine Anzeichen eines „burn-out"-Syndroms. Viele Schwestern von 1972 sind noch dabei. Gerade, weil die Kontakte zu den Patienten so kurz seien, entwickele sich im Team ein besonderes Zusammengehörigkeitsgefühl.

Fortbildung

Es werden angeboten
- Weiterbildung in Technik der Krisenintervention,
- Video,
- Rollenspiel,
- Training in Familientherapie,
- Fallbesprechungen (1mal/Woche)
- Intervision (BALINT) statt Supervision.

Forschung/Evaluierung

Die Crisis Research Unit von Prof. de Smit ist geschlossen. Das KC ist nicht Teil der psychiatrischen Forschung und Lehre der Universität. Dr. Smeets hält manchmal Vorträge aus seinem Arbeitsgebiet. Momentan wird im KC untersucht, inwieweit Einweisungsdiagnose und -fragestellung den Behandlungserfolg beeinflussen.

Finanzierung/Kosten

Wie schon zu Anfang erwähnt, wird bzw. wurde das KC von der Stadt und dem Bezirkskrankenhaus Santpoort mischfinanziert. Die Kosten für ein besetztes Bett betrugen 1983 pro Tag 575.- Gulden (1 Gulden = 0,90 DM). Das Defizit bewegte sich 1981 bei 450000 Gulden; inzwischen geht es über 225000 Gulden gegen Null. Der Grund: Bisher war die Stadt für das Defizit aufgekommen. Santpoort, der zukünftige alleinige Träger wollte einen derartig defizitären Betrieb nicht übernehmen und verordnete Einsparungen auf dem Personal- und Haushaltssektor, obgleich die Patientenzahlen so hoch wie nie lagen.

Stellenwert im Versorgungssystem - Ausblick

Die Universitätsklinik W.Gasthuis soll in Kürze ganz ins neue Academisch Medisch Centrum an den Stadtrand umziehen. Ob das alte Gebäude dann als städtische Klinik weitergenutzt, oder der Krankenhausbetrieb ganz eingestellt wird, ist noch offen.

Die Übernahme des KC durch Santpoort soll sich auf den administrativ-finanziellen Bereich beschränken, die Eigenständigkeit und Unabhängigkeit im therapeutischen Handeln nicht tangiert werden.

Für die zukünftige Stellung des KC im Amsterdamer Versorgungssystem zeichnen sich 3 Möglichkeiten ab:

- das KC als gemeindenaher „Satellit" eines entfernten, schwerfällig-großen Bezirkskrankenhauses;
- das KC als Zentrum kommunaler Akutpsychiatrie durch Integration des mobilen („out-reaching") städtischen Psychiaterdienstes ins KC;
- das KC als fester Bestandteil in der institutionellen Ausstattung jedes RIAGG (In Amsterdam 5).

Crisisinterventiecentrum im Psychiatrisch Centrum, Den Haag

Rahmen

Im August 1971 nahm die Den Haager Vereinigung Dr. Schroeder van der Kolk[19] das „Psychiatrisch Centrum" in der Tasmanstraat in Betrieb. Die Einrichtung umfaßt ein Crisis-Interventie-Centrum (CIC) mit 10 Betten, ein Hostel („residential accomodation") für 30 Patienten und 2 Tageskliniken für insgesamt 56 Patienten. Sie ist zentrumsnah im Schnittpunkt der 3 Den Haager RIAGGs[20] in einem großzügigen, sich in nichts von den angrenzenden Fronten benachbarter Wohnhäuser unterscheidenden Eckhaus, einer ehemaligen Augenklinik, untergebracht. Neben der zentralen Lage war die hohe Suizidrate dieses Stadtbezirks ein entscheidender Faktor in der Standortwahl.

Zielstellung des rund um die Uhr aufnahmebereiten „Psychiatrisch Centrum" ist die Verhinderung einer psychiatrischen Hospitalisierung und der damit verbundenen Stigmatisierung. Die Erstaufnahmeprävention wird auf 3 Wegen angestrebt: Tagesklinik, ambulante Abendgruppen und - stationär - das CIC; der Wiederaufnahmeprävention dienen das CIC und das Hostel, letzteres vornehmlich als Übergangs- und Resozialisierungsinstanz entlassener psychiatrischer Langzeitpatienten.

Struktur

Räumlichkeiten

Das CIC befindet sich im südlichen Flügel des Erdgeschosses. Bis auf ein Doppelzimmer sind die Patienten in weißgetünchten, klinisch-nüchternen Einzelzimmern mit Dusche und WC untergebracht, davon 2 abschließbare Isolierzimmer mit bruchsicherem Fensterglas und minimaler Einrichtung. Neben den Isolierzimmern können 3 weitere Zimmer und der Gang mit Videokameras überwacht werden. Die meisten Räume haben über eine Verandatür Zugang zu einem kleinen idyllischen Gärtchen. Die restlichen Räume teilen sich auf in ein Personal-, ein Aufenthalts-, ein allgemeinärztliches Untersuchungs- und 2 Gesprächszimmer.

Personal

Das Personal umfaßt

- 2 Psychiater (einer für 30 h, ein Assistent für 40 h),
- 1 konsultierender Allgemeinarzt (1 h/Werktag),
- 4 Schwestern,
- 1 Psychologe (20 h/Woche),
- 1 Sozialarbeiter.

In der Nachtschicht (von 22-7 Uhr) arbeiten 2 Kräfte; der diensthabende kommunale Psychiater (s. unten) ist in Rufbereitschaft.

Aufnahmekriterien

Die Aufnahmekriterien lassen sich in 3 Gruppen aufteilen:

- Akute Krisensituationen („adjustment disorder" bei familiären Schwierigkeiten, Verlust einer Bezugsperson etc.), reaktive Depressionen und Selbstmordversuche.
- Akute psychiatrische Krankheitsbilder, deren Behandelbarkeit innerhalb einer Woche als aussichtsreich erscheint (Alkohol- und Drogenintoxikationen, Dämmerzustände und akute Psychosen).
- Unterbringung von Patienten, für die im Augenblick sonst nirgends ein Bett zu finden ist.

Schwer destruktives Verhalten stellt eine wesentliche Kontraindikation für die Aufnahme ins CIC dar.

Einweisungsmodus

Die Einweisung erfolgt ausschließlich über den diensthabenden Psychiater (24-h-Bereitschaft) der Abteilung Geestelijke Volksgezondheid des kommunalen Gesundheitsdienstes, die jeder Arzt oder Sozialarbeiter kontaktieren kann. Der städtische Psychiater entscheidet nach Beurteilung der Situation, ggf. auch in der Wohnung des Patienten oder auf der Intensivstation eines Krankenhauses, über das weitere Vorgehen und meldet den Patienten, so nötig, im CIC an. Im Gegensatz zu anderen, eher im Stil von „walk-in clinics" geführten Krisenzentren mit niedriger Eingangsschwelle versteht sich das CIC als „Medisch Crisis-Interventiecentrum".

Die strikte Beschränkung auf den rein ärztlichen Zugangsweg ist Teil dieser Konzeption.

Patienten

Die Bettenauslastung des CIC bewegt sich zwischen 30-40% und 100% (v.a. im Winter); der Durchschnitt beträgt 80%. 231 männlichen standen 296 weibliche Patienten gegenüber (1981). Die Patienten kommen eher aus den unteren sozialen Schichten. In diagnostischer Hinsicht teilen sich die Patienten auf in

- dekompensierte Charakterneurosen 50%
- erster Ausbruch einer Psychose 30%,
- Alkohol-, Drogenabusus 15%,
- restliche 5%
  (z.B. psychogeriatrische, paranoide Patienten, für die momentan kein Bett zur Verfügung steht).

Intervention

Die Liegezeit beträgt maximal 1 Woche. Diese 7 Tage stellen ein definitives Limit dar, dessen rigide Handhabung sich aus dem Selbstverständnis des CIC erklärt. Das CIC ist keine therapeutische Instanz, läßt sich vielmehr als „assessment unit" beschreiben, dessen Aufgabe es ist, die jeweilige Problemlage des Patienten zu erkennen (Problemanalyse), eine geeignete Therapieform zu finden (Indikationsstellung) und den Patienten auf die nach dem Aufenthalt im CIC beginnende Therapie vorzubereiten und einzustimmen (Motivierung). Bei Alkoholikern und Drogensüchtigen, deren Aufnahme vom CIC im Gegensatz zu anderen Krisenzentren (z.B. Amsterdam s. oben) nicht generell abgelehnt wird, erweist sich eine Motivierung für eine Entziehungskur innerhalb einer Woche als äußerst schwierig (vgl. auch De Ark, Gent).

Zum Verständnis des CIC als „assessment unit" gehört auch die regelmäßige körperliche Aufnahmeuntersuchung durch einen konsultierenden niedergelassenen Allgemeinarzt, der an Werktagen für etwa 1 h ins CIC kommt und auch die somatische Betreuung von Diabetikern, Hochdruckpatienten etc. übernimmt.

Von Seiten des sozialpsychiatrischen Teams erfährt der Patient mindestens 2 h Zuwendung täglich. Nach Möglichkeit wird die Einbeziehung des familiären und sozialen Umfelds angestrebt. Das Pflegepersonal, voll ausgebildete Krankenschwestern, bemüht sich, den Patienten ebenso emotionellen Beistand wie klärende Problemdiskussionen zu vermitteln. Etwa die Hälfte der Patienten erhält Psychopharmaka. Obgleich als offene Station geführt (gelegentlich werden Patienten auch verwahrt), müssen die Patienten vor Ausgängen erst um Erlaubnis nachfragen, bevor sie die Station verlassen. Besuchszeiten sind fest fixiert und relativ kurz.

Entlassung

Das Verständnis des CIC als „assessment unit" impliziert, daß die Patienten das CIC nicht einfach als „geheilt" verlassen. Immerhin können rund 60% der Patienten, meist mit begleitender ambulanter Nachsorge, nach Hause entlassen werden; 30–40% müssen in ein psychiatrisches Krankenhaus weiterverwiesen werden. Eine enge Zusammenarbeit mit den eigenen Einrichtungen im Haus ist eher selten.

Kosten

1983 betrugen die Kosten pro Patient, Bett und Tag rund 500 Gulden.

Teamzufriedenheit

Trotz des außerordentlich hohen „turn-over" an Patienten und der schwellenbedingten Selektion gerade der schwersten Krisen ist das Personal in den Jahren ziemlich konstant geblieben, ein „burn-out"-Syndrom (Freudenberger 1974) läßt sich schwerlich bemerken. Der rasche Patientenwechsel wird zwar als belastend empfunden, andererseits wird jeder Patient als Herausforderung erlebt, auf den sich neu einzustellen ein Abgleiten der Arbeit in Routine verhindert und zum belebend-motivierenden Stimulans der eigenen Tätigkeit wird.

Der multidisziplinäre Ansatz bereitet keine grundsätzlichen Schwierigkeiten. Die Endverantwortlichkeit liegt beim Psychiater, der freilich entsprechend der Indikation Aufgaben und (Teil-)Verantwortungen an die Mitarbeiter verteilt.

Forschungsvorhaben

Die „drop-out"-Rate bei Weitervermittlungen soll einer genaueren Untersuchung unterzogen werden. Insgesamt scheint sie relativ gering zu sein. Durch die ausgezeichnete Kooperation mit externen Einrichtungen erhält das CIC regelmäßig ein Feedback, wenn ein angemeldeter Patient ausbleibt. Weiterhin ist für die Patienten der Tagesklinik eine katamnestische Nachuntersuchung geplant (One-year-follow-up).

Zukunft
Prinzipiell sollen Struktur und Arbeitsweise des CIC beibehalten werden. Als wünschenswert erscheint es, wenn der diensthabende Psychiater der Stadt im CIC „stationiert“ würde; als ideal würde seine Eingliederung in das dann entsprechend zu vergrößernde stationäre Team des CIC angesehen.

3.2.2 Psychosozial orientierte Krisenzentren

Crisis Interventie Centrum Zuid-Kennemerland, Haarlem

Vorbemerkung
In dem mittelalterlich-verschachtelten Gebäudekomplex am Schotersingel verdichtet sich ein halbes Jahrtausend des Umgangs mit psychisch kranken Menschen zum ziegelroten Symbol. Dem 16. Jahrhundert als Tollhaus und später als Leprosenasyl (jenseits der alten Stadtumfriedung!) dienend, beherbergt der äußerlich unveränderte, an einem parkähnlich erweiterten Flußlauf beschaulich gelegene Bau seit 1978 das Crisis Interventie Centrum Zuid-Kennemerland (CIC).

Die innenarchitektonische Ausgestaltung wurde zur Antithese der äußeren Kontinuität verwinkelter Unüberschaubarkeit: Sachliche Eleganz als Souveränität des Funktionalen und klare Linienführung in durchsichtig-weiter Offenheit stehen zugleich für ein Interventionsprogramm.

Vorgeschichte
Vor Gründung des CIC mußten alle, die - insbesondere außerhalb der werktäglichen Dienstzeiten ambulanter Einrichtungen - einer dringlichen psychiatrischen oder psychosozialen Intervention bedurften, in das entfernte und nach Personal und Arbeitsweise für derartige Interventionen denkbar ungeeignete Psychiatrische Bezirkskrankenhaus Vogelenzang gebracht werden. Angesichts dieser Versorgungssituation brachten erstmals 1972 die örtlich ansässigen Hausärzte und die kommunale Polizei - beide waren am meisten von der Versorgungslücke betroffen - konstituierende Gespräche zur Gründung eines 24 h offenen, direkt zugänglichen Interventionszentrums in Gang.

Daß sich die Eröffnung dann noch 6 Jahre hinauszögerte, lag sowohl an Finanzierungsschwierigkeiten als an ideologischen Differenzen, letztere vornehmlich bedingt durch das Insistieren der Ärzte auf einem medizinisch arbeitenden, psychiatrisch-fachlich betreuten Krisenzentrum. Man einigte sich schließlich darauf, daß die 3 Psychiater des mobilen sozialpsychiatrischen Dienstes der Stadt, über Funk in Rufbereitschaft, auf Anfrage der (nichtmedizinischen) CIC-Mitarbeiter ins Krisenzentrum kommen.

In der Planungsphase dienten die Krisenzentren von Tilburg, inzwischen geschlossen, und Maastricht (s. unten) als Gründungsvorbilder.

Nach der Eröffnung machte dem CIC, neben weiterbestehenden finanziellen Schwierigkeiten (s. unten), insbesondere eine lokale Pressekampagne zu schaffen, die das CIC als zu teuer und luxuriös am liebsten gleich wieder hätte schließen lassen.

Struktur

Räumlichkeiten
Um einen anmutigen kleinen Garten gruppieren sich U-förmig die Räume des CIC. Unter der lichten Holzdecke der ehemaligen Jakobuskapelle befindet sich der großzügige, von mehreren Sitzgruppen unterteilte Aufenthaltsraum, angrenzend Sekretariat und kleine Küche. Südlich schließt sich eine verglaste, wintergartenähnliche Veranda an. Am Eingang der Reception desk mit Telefonzentrale; eine Treppe führt zu 3 weiteren Räumen im ersten Stock. Über das Verbindungsstück der beiden U-Ausläufer, in dem ein Personal- und ein großes Gesprächszimmer liegen, erreicht man den Übernachtungstrakt mit den Schlafzimmern (6 Einzelzimmer, 2 Doppelzimmer), Toiletten und Duschen. Die Schlafräume lassen an Hotelzimmer denken, freundlich-funktional die Einrichtung. Die meisten Fenster, großflächig verglast, gehen in den Garten hinaus.

Personal
Das Personal umfaßt:
- 1 Direktor (seit 1981 Theologe und Jurist),
- 1 Sekretärin,
- 9 hulpverleners (sozialpsychiatrische Pfleger, Sozialarbeiter, Psychologen),
- 25 Freiwillige (je 1-2 zugleich anwesend, für 5-10 h/Woche, Studenten, Arbeitslose u. a. verschiedenen Alters in raschem Wechsel)

1982 fand nur ein Personalwechsel statt, seit der Gründung sind es insgesamt erst 4. Auf eine freie Stelle kommen 40-60 Bewerbungen.

Einer der Mitarbeiter fungiert jeweils als interner Koordinator. Gearbeitet wird in einem Block von 52 h, die Schichten alternieren von 9-21 bzw. 9-17 Uhr. Nachts (21-9 Uhr) ist 1 Mitarbeiter anwesend, 1 Freiwilliger schläft im Haus. Das ganze Team kommt einmal im Monat zusammen, die Diensttuenden treffen sich zwischen 9-10 Uhr zur täglichen Besprechung.

Arbeitsumfang und Zugangswege
Neben der primären Funktion als Interventionsinstanz dient das CIC auch als Auskunfts- und Beratungsstelle (telefonische Vermittlung von Adressen spezieller Einrichtungen, rechtliche Beratung, z. B. von „run-aways", etc.). 15-20 derartige Anfragen erreichen das CIC in 24 h (1980).

Zum Telefondienst des CIC sei noch angemerkt, daß Haarlem ein eigenes SOS-Telefon hat, das jedoch eher anonymes Aussprechen ermöglichen soll, während das CIC nach Namen fragt und versucht, aktiv auf den Klienten einzuwirken, ihm Einsicht in seine Probleme zu vermitteln.

Tabelle 3.12. Klientenzahlen

		Aufgenommene Klienten			Ambulante Klienten			Total
		Männlich	Weiblich	Insgesamt	Männlich	Weiblich	Insgesamt	
1980	(n)	258	308	566	146	201	347	913
	(%)	45,6	54,4	62,0	42,1	57,9	38,0	100,0
1981	(n)	267	339	606	141	229	370	976
	(%)	44,1	55,9	62,0	38,1	61,9	38,0	100,0

Den Umfang ambulanter und residentieller Intervention, unterteilt nach Geschlecht, zeigt Tabelle 3.12.

Die einweisenden Instanzen zeigt Tabelle 3.13. Gegenüber Hausärzten und Polizei besteht keine Aufnahmeverpflichtung.

Aus Tabelle 3.14 wird ersichtlich, daß mehr als ⅔ der Aufnahmen außerhalb der regulären werktäglichen Arbeitszeit stattfinden.

Tabelle 3.13. Zugangswege (1981)

Einweisung durch	[%]
Eigene Initiative	38,5
Polizei	16,6
Hausarzt	9,8
Sozialpsychiatrischer Dienst	6,6
Klinik	4,5
Wohlfahrtseinrichtungen	5,0
Übrige	19,0

Tabelle 3.14. Aufnahmezeiten [in %]. (1981)

	Während der Arbeitszeit	Außerhalb der Arbeitszeit	Unbekannt
1980	20,2	72,4	7,4
1981	27,7	68,8	3,5

Patienten

Über Alter, Familienstand und Wohnsituation der aufgenommenen Patienten informieren die Tabellen 3.15-3.17.

Tabelle 3.15. Alter der Klienten (1981)

Alter	[n]	[%]
-21	175	28,9
21-30	159	26,2
31-40	122	20,1
41-50	77	12,7
51-60	36	4,3
61-	20	3,3
Unbekannt	17	2,8

Tabelle 3.16. Familienstand [in %] (1981)

Unverheiratet	53,0
Verheiratet	27,4
Verwitwet	3,0
Geschieden	12,0
Unbekannt	4,6

Tabelle 3.17. Wohnsituation der aufgenommenen Klienten [in %]. (1981)

Eigene Familie	30,5
Elterliche Familie	22,6
Allein	21,6
Wohngemeinschaft	10,1
Ohne festen Wohnsitz	3,8
Pflegeeltern	2,2
Kinderheim	3,0
Übrige	6,3

Die Gründe, die zur Aufnahme führten, sind Tabelle 3.18 zu entnehmen.

Tabelle 3.18. Anlaß der Aufnahme [in %]

	1980	1981
Selbstmordversuch	3,1	4,4
Selbstmorddrohung	14,6	10,2
Aggressiv/agitierter Zustand	10,4	66,7
Depressiv	23,3	
Unruhe/Angst	15,1	
Bizarres Verhalten/Landstreicherei	6,8	7,1
Alkohol	12,1	6,4
Drogen	1,4	1,1
Übrige	13,2	4,1

Intervention

Der Reception desk, meist mit einem Freiwilligen besetzt, ist keine Filter- oder Erstinterviewerinstanz, fungiert lediglich als organisatorische Schaltzentrale.

Wie in Maastricht führt jeweils ein Mitglied des Teams alle „intake"-Gespräche eines Tages; bei täglichem Wechsel dieser Funktion bleibt dem Klienten der Betreuer, mit dem er den ersten Kontakt hatte, als Bezugsperson erhalten. Das Erstinterview dauert etwa 1 h. Die Aufnahmekriterien sind variabel gehalten, Alkohol- und Drogensüchtige werden ebenso wie Menschen, die bloß nach einer Übernachtungsmöglichkeit suchen, abgewiesen. Generell ist man in der Aufnahmepolitik zurückhaltend. Wenn ambulante Hilfe allein aussichtsreich erscheine, sei die Herausnahme des Klienten aus seiner mit in die Krise verwickelten Umgebung eher von Nachteil, weil die Chance, die in der Dynamik der Krise als Motivation zu der nötigen Umstrukturierung liege, dann ungenutzt verstreiche und die krisogene Konstellation geradezu zementiert werde.

Als Ziel der Intervention wird angegeben, die Balance des Klienten wiederherzustellen. Das Hauptgewicht liegt auf dem „here- and -now", psychodynamische Aspekte treten mehr in den Hintergrund. Gemeinsam mit dem Klienten wird meist schon im Erstgespräch ein pragmatisches Therapieziel aufgestellt. Auf jeden Klienten entfallen 2-3 h Einzelgespräche am Tag. Keine Gruppentherapie. Die Mitarbeiter besprechen ihre therapeutischen Aktivitäten in der täglichen Morgenkonferenz, die Entscheidung liegt letztlich aber beim jeweiligen „hulpverlener".

Liegezeit

Die maximale Aufnahmezeit beträgt etwa 1 Woche, der Durchschnitt liegt bei 3-4 Tagen.

Vergleicht man die Zahlen von 1980 und 1981, so fällt auf, daß trotz der Zunahme der aufgenommenen Klienten von 566 auf 606 die Gesamtübernachtungstage von 2525 auf 2358 fielen, somit die mittlere Aufenthaltsdauer von 4,5 auf 3,9 Tage sank.

Mögliche Erklärung: 1981 wurden mehr Klienten mit ausgesprochen psychiatrischen Zustandsbildern aufgenommen. So wichtig und richtig es den Mitarbeitern auch scheint, gerade diese Gruppe in einer so wenig wie möglich psychiatrischen Umgebung aufzufangen, so würde doch die Arbeit mit anderen Klienten negativ beeinflußt. Durch die psychiatrische Symptomatik ihrer Mitbewohner beunruhigt, verließen sie das CIC vorzeitig.

Entlassung/Nachbetreuung
Über die Entlassungsweisen gibt Tabelle 3.19 Aufschluß. 1981 erhielten 27,1% der aufgenommenen Klienten keine Nachbetreuung, 12,1% wurden vom sozialpsychiatrischen Dienst der Stadt weiterbetreut, 10,4% vom CIC. In seltenen Fällen, bei längerfristiger Problematik, dient das CIC für 1-2 Wochen als Nachtklinik (5%). 7,1% der Klienten wurden stationär aufgenommen, der Rest verteilt sich auf diverse Einrichtungen bzw. ist unbekannt.

Tabelle 3.19. Entlassungswege (1981)

Entlassung nach	[%]
Hause	42,5
Familie/Bekannte	14,6
Hotel/Pension	4,8
Gastfamilie	2,8
Opvangcentrum	11,7
Klinik	7,1
Übrige	4,6
Unbekannt	11,9

Klienten, die gegen den Rat der Mitarbeiter das CIC verlassen, sind die Ausnahme. Die Ausfallquote in der eigenen Nachbetreuung soll gering sein.

Teamzufriedenheit
Schon der geringe Personalwechsel läßt auf ein gut eingespieltes, innerlich ausgeglichenes Team schließen. Die eigene Tätigkeit wird als sinnvoll empfunden, weil schnell etwas getan werden kann, rasche Abhilfe im Bereich der eigenen Möglichkeiten zu liegen scheint. Eine gewisse Teilung der Verantwortung in der täglichen Teambesprechung wird als entlastend empfunden.

Finanzierung/Kosten
Bis einschließlich 1982 wurde das CIC - ohne Beteiligung von Krankenkassen und Gesundheitsministerium - nach dem Allgemeinen Beistandsgesetz, einer kommunalen Sozialunterstützung, finanziert.

In der Anfangszeit erwies sich die Kostenerstattung auf Gemeindeebene insofern als problematisch, als Klienten aus anderen Bezirken als Haarlem von ihrer Verwaltung die Rechnung umgehend zur Selbstbezahlung zugestellt bekamen. Eine zunächst angenommene Belegungsquote von 80% führte bei einer tatsächlichen Auslastung von nur 60-65% zu einem Defizit, das noch durch die abnehmenden Liegezeiten und den Anstieg ambulanter Aufgaben verschärft wurde, denn entgolten werden lediglich die Aufnahmen.

Erst 1982 wurde die Quote der Realität angepaßt; das ergab einen Tagespreis von 411 Gulden für ein besetztes Bett. Nach einer einjährigen Übergangsfinanzierung (1983) soll das CIC finanziell an das Psychiatrische Bezirkskrankenhaus Vogelenzang angeschlossen werden.

Stellung im Versorgungssystem - Ausblick
Da sich das CIC trotz seiner Betten immer mehr dem ambulanten denn dem stationären Versorgungssektor zugehörig fühlte, bemühte man sich, bei der RIAGG-Etablierung als ergänzender Teil in das Instrumentarium dieser sozialpsychiatrischen Sektoren integriert zu werden. Die RIAGG-Einrichtungen sind freilich vornehmlich in der sog. „Zweiten Linie", also erst nach Überweisung, tätig, während sich das CIC mit seiner niedrigen Eingangsschwelle und der direkten Zugänglichkeit in der „Ersten Linie" sieht. Bei dieser grundsätzlichen Unterschiedenheit hätte das CIC im RIAGG-Verband als Hauptfunktion die Organisation und Gewährleistung einer „7mal 24 uurs bereikbaarheid" übernehmen können.

Inzwischen gehen die Planungen jedoch dahin, das CIC - wie die anderen (residentiellen) Krisenzentren in den Niederlanden auch - an das zugehörige psychiatrische Bezirkskrankenhaus, in diesem Fall Vogelenzang, anzugliedern. Ob das CIC dann weiterarbeiten wird wie bisher, oder ob es unter neuer, psychiatrischer Leitung eine Umorientierung in Richtung Akutpsychiatrie erfahren wird, ist noch offen; insgesamt scheint allerdings letzteres wahrscheinlicher.

Krisis Opvang Centrum, Maastricht

Rahmen
Wenige Schritte entfernt vom Vrijthof, einem großzügigen, beinahe mediterran anmutenden Platz im Zentrum Maastrichts, reiht sich das Krisis Opvang Centrum (KOC) unauffällig in die altstädtische Häuserzeile der Kapoenstraat. Dezente Schriftzeichen auf der Eingangstür verraten die Bestimmung des Hauses; insofern bemerkenswert, als - mit Ausnahme Haarlems - nicht-ambulante Krisenzentren im allgemeinen bestrebt sind, jeden äußeren Hinweis auf ihre Identität zu vermeiden, oft bis zum Fehlen eines Türschildes. Das KOC, eine psychosozial orientierte, „psychiaterfrei" arbeitende Einrichtung, die, neben ambulanter Intervention, Klienten bis zu 7 Tagen aufnehmen kann, entstand aus dem Bemühen, eine 24-h-offene Anlaufstelle für Klienten in sozialen und/oder psychischen Krisen zu schaffen, die keiner ärztlich-psychiatrischen Akutbehandlung bedürfen.

Nachdem der Abschlußbericht einer zur Behebung dieses Versorgungsdefizits eingesetzten Kommission verschiedener Maastrichter Institutionen letztlich ohne konkrete Ergebnisse blieb, ging die Initiative zur Gründung des KOC Mitte der 70er Jahre von kirchlich-privater Seite aus. Das KOC wurde als Stiftung geführt, finanziert durch den sozialen Beistandsfond der Gemeinde, bis 31. Dezember 1982 im Tagesentgelt (364 G), 1983 als Jahresentschädigung (700000 G). Seit Juni 1980 bildet das KOC einen wesentlichen Bestandteil des 24-uurs-Opvangpost (etwa: 24-h-Aufnahmebereitschaft) Maastricht e.o., einer Arbeitsgemeinschaft[21] des (regionalen) Psycho-Medisch Centrum Vijverdal, des Krankenhauses St. Annadal, des KOC und des RIAGG Maastricht; die örtliche Hausärztevereinigung, die Universität Limburg und der Gesundheitsdienst des Distrikts sind eng beteiligt.

Das KOC, zunächst von einer eher karitativ-idealistischen Einstellung der Mitarbeiter geprägt, hat sich mittlerweile zu einer professionell-therapeutisch orientierten Einrichtung gewandelt; die Kooperation mit psychiatrischen Institutionen hat zugenommen.

Struktur

Räumlichkeiten
Das Haupthaus beherbergt im Erdgeschoß Sekretariat und Küche, im 1. Stock 1 größeres Männerzimmer, 1 Aufenthaltszimmer und 1 Schlafzimmer für den Mitarbeiter im Nachtdienst, im 2. Stock 3 Schlafzimmer für Frauen. Die Zimmer sind geräumig, wirken freundlich-hell. Insgesamt stehen 12 Betten zur Verfügung.

Durch ein kleines Gärtchen gelangt man in das Rückgebäude, in dessen lichten Räumen ein Konferenz- und ein Gruppenzimmer untergebracht sind.

Personal
Das Personal besteht aus 10 professionellen „hulpverleners" (Sozialarbeiter, Psychologen), die im Rahmen der Patientenbetreuung alle die gleichen Aufgaben wahrnehmen und aus 2 halbtags beschäftigten Koordinatoren, von denen der eine, sozialwissenschaftlich geschult, für organisatorische, der andere, ein Psychologe, für therapeutische Fragen zuständig ist. Weiter sind beschäftigt 2 Sekretärinnen, 1 Putzfrau und 1 „Gastfrau", die beispielsweise mit den Klienten kocht.

Tagsüber sind 2-3 Mitarbeiter tätig, nachts 1 Mitarbeiter und 1 Freiwilliger.

Das Team ist über die Jahre im großen und ganzen einigermaßen konstant geblieben; allerdings wird die Nachtschicht, insbesondere von weiblichen Mitarbeitern, als starke emotionelle Belastung empfunden.

Klienten

Tabelle 3.20. Klientenanzahl

	1980	1981
Ambulante Klienten	785	904
Aufgenommene Klienten	513	560
insgesamt	1298	1464

Tabelle 3.21. Geschlecht, Personenstand [in %]

	1980	1981
Männlich	32	45
Weiblich	68	55
Verheiratet	38	31
Ledig	48	49
Geschieden	12	15
Verwitwet	2	1
Unbekannt	-	4

Tabelle 3.22. Alter [in %]

	1980	1981
0-14	-	1
15-19	25	16
20-29	35	33
30-39	16	23
40-49	15	13
50-59	5	8
60-69	3	4
70-	1	2

Tabelle 3.23. Aufnahmezeit [in %]

	1980	1981
Werktags 8^{00}-17 Uhr	31	32
Außerhalb dieser Zeit	69	68
Wochenende (Fr 17^{00}-Mo 8^{00} Uhr)	28	34
Außerhalb Wochenende	72	66

Tabelle 3.24. Einweisungsweg [in %]

	1980	1981
Eigeneinweisung/ Angehörige	26	40
Direkte Umgebung	11	6
Polizei	15	11
Psychiater/Poliklinik	9	11
(Haus-)Arzt	7	6
Heim/Internat	5	6
JAC[a]	3	4
GGZ[b]	2	2
SOS-Telefon	1	1
Sozialdienst/ Wohlfahrtseinrichtungen	12	11

[a] JAC: Jeugd (Jugend) Advies Centrum
[b] GGZ: Gemeentelijke Gezondheids-Zorg

Tabelle 3.25. Hauptproblematik [in %]

Drohender Beziehungsbruch	35
Generationenkonflikt	17
Probleme mit Sorgepflichtigen	11
Alkohol/Drogen	8
Aggressives Verhalten	5
Probleme mit Geld, Arbeit, Wohnung	5
Ohne Unterkunft	5
Suizidversuch/-drohung	4
Bizarres Verhalten	3
Tod eines Nahestehenden	1
Anderes	6

Intervention

Es gibt keine genau definierten Aufnahmekriterien, eine Aufnahmeverpflichtung besteht nicht. Das Klientel reicht von denen, die nur ein Bett suchen, über jugendliche „run-aways", Frauen, die von zuhause weggelaufen sind, verwirrte geriatrische Patienten bis zu psychiatrischen Grenzfällen. Alkoholiker und agitierte Personen werden nur unter der Bedingung aufgenommen, daß sie das KOC nicht gegen den Willen ihres Betreuers verlassen.

Der Dienstplan des Teams gewährleistet, daß jeder Klient seinen Erstinterviewer im weiteren Aufenthalt als Bezugsperson behält: Die Mitarbeiter sind in 14-Tages-Schichten (10 Tage Arbeit, 4 Tage frei) tätig. Nach seinen freien Tagen sitzt der jeweilige Mitarbeiter zunächst einen Tag am Empfang und führt alle Aufnahmegespräche (Dauer etwa 1,5 h). In den folgenden Tagen bleibt er der persönliche Betreuer der von ihm aufgenommenen Klienten.

7 Tage sind das Aufnahmemaximum, die Verbleibdauer beträgt im Schnitt 4 Tage [3,94 (1980), 3,54 (1981), 4,5 (1982)].

Das Hauptgewicht der Arbeit liegt auf dem „here-and-now", Einzelgespräche werden bevorzugt. Wie immer wird versucht, das familiäre und soziale Umfeld in das Krisenmanagement mit einzubeziehen.

Täglich finden eine einstündige Gruppensitzung mit den Klienten, an der der therapeutische Koordinator teilnimmt, und eine einstündige Fallbesprechung unter seiner Leitung statt. Einmal in der Woche ist eine Teamkonferenz zu organisatorischen Fragen angesetzt.

Psychiater können untertags vom Krankenhaus (bei psychiatrischer Symptomatik, zum Rezeptieren), nachts vom zentralen Gesundheitsdienst geholt werden.

1981 wurden 22% der aufgenommenen Klienten in ein Heim, 15% an den kommunalen Gesundheitsdienst (GGZ) und 10% an Psychiater/Poliklinik weiterverwiesen; 5% wurden psychiatrisch aufgenommen. Zwischen einem Drittel und der Hälfte der Klienten verlassen das KOC ohne nachfolgende Hilfe, oft, weil sie derartige Angebote ablehnen.

Zukunft
Das KOC soll - entsprechend der niederländischen Gesundheitspolitik - zumindest organisatorisch an das zuständige psychiatrische Bezirkskrankenhaus angeschlossen werden (vgl. Haarlem, Amsterdam).

De Schelp, Gent (Eröffnung 1977)

Struktur

Räumlichkeiten

		1 Bett	
Schlafzimmer		10	
Betten		10	
	min	max	im Durchschnitt
Auslastung	25%	100%	80%

Personal

Psychiater	1
Psychologen	1,5
Sozialarbeiter	1,5
„Hostess“	1
Gruppenbetreuer	1

Im Nachtdienst Freiwillige

Klienten

Gesamtzahl (1982) 185

Anlaß der Aufnahme

Adjustment disorder	62,0%
Drogen-/Alkoholproblem	6,5%
Borderline	6,0%
Suizidversuch	3,5%
Akute Psychose	–
Neurotische Dekompensation	–
Anderes	22,0%

Einweisung durch

Selbsteinweisung	28
Angehörige, Freunde	19
Polizei	22
Hausarzt	14
Facharzt	2
Wohlfahrtsdienste	26
Krankenhaus	7

Therapie

Pharmaka (Psychiater)
Einzel- und Familientherapie (Psychologe, Sozialarbeiter)

	im Durchschnitt
Verweildauer (Tage)	9,5 (1-59)

Entlassung nach

Hause, Familie	40%
Ambulante Dienste	18%
Long-stay Heime	13%
Klinik	5%
Anderswo/unbekannt	24%

Eigene ambulante Nachsorge bei 17 Patienten

„De Schelp“ (die Muschel), in einem größeren Haus eines Wohn- und Einkaufsviertels an der Peripherie Gents untergebracht, umfaßt ein „Center for Public Health“ und das „Admission Center“ (Krisisopvangcentrum). Seit auch letzteres staatlicherseits anerkannt und finanziert wird (ab 1. Oktober 1982), hat sich die Bettenzahl von 5 auf 10 verdoppelt. Die Altersgrenze beträgt nach unten 18 Jahre.

Krisiscentrum, Rotterdam (Eröffnung 1978)

Struktur

Räumlichkeiten		
	1 Bett	2–3 Betten
Schlafräume	3	3
Betten	10	
Auslastung (durchschnittlich)	56%	

Personal	
Sozialarbeiter	7
Sozialpsychiatrische Schwestern	5

24 h offen, immer 2 Mitarbeiter anwesend

Klienten

Gesamtaufnahmezahl/Jahr	825

Aufnahmegründe
eher psychosoziale als psychiatrische Probleme

Einweisung durch	
Selbsteinweisung	43%
Angehörige, Freunde	9%
Polizei	20%
Praktischen Arzt	3%
Facharzt	4%
Wohlfahrtsinstitutionen	19%
Krankenhäuser	2%

Therapie	
Guidance	50%
Einzeltherapie	35%
Partner- und Familientherapie	15%
	im Durchschnitt
Verweildauer (Tage)	2 (1–15)

Entlassung nach	
Hause/Familie	68%
Long-stay Heime	25%
Krankenhaus	7%
Ambulante Dienste	35%
Praktischer Arzt	2%
Eigene Nachsorge	ca. 10%

Weitere Angaben liegen nicht vor.

Centrum voor Opvang van korte duur des Ombudscentrum AMOK, Antwerpen

Vorgeschichte und Zielsetzung
Die Actiegroep Maatschapplijke Onderzoek en Kritiek, kurz AMOK genannt (dt: Aktionsgruppe gesellschaftliche Untersuchung und Kritik), formierte sich 1970 als Informations- und Beratungsstelle an einem Antwerpener Jugendzentrum. Die Aktivitäten von AMOK gingen bald über die reine Jugendarbeit hinaus und umfassen heute eine Vielzahl präventiver und fürsorgerischer Maßnahmen. 1977 bezog AMOK ein eigenes Haus am Paardenmarkt. Was AMOK bietet, ist in großen gelben Lettern auf das Schaufenster des ladenartig geführten Ombudscentrum gepinselt: Juridische Medische Sociale Psychische Hulp – Gratis en Anoniem. Als hauptsächliche Problembereiche der täglich rund 30 Klienten, die AMOK aufsuchen, lassen sich – bei Jugendlichen – Auseinandersetzungen mit den Eltern und Verhütungsfragen, bei Erwachsenen Partnerkonflikte und Mieterberatung ausmachen.

Jugendliche, die von zuhause oder aus Heimen weggelaufen waren, und Klienten, die kurzfristig einer Unterkunft bedurften, wurden anfangs in Gast- oder Mitarbeiterfamilien aufgenommen. Die kontinuierlich steigende Zahl dieses Klientels, das die Privatsphäre der betroffenen Familien bald übermäßig belastete, die beschränkte Aufnahmekapazität des Antwerpener Crisisinterventiecentrums (s. dort) und das Ausbleiben jeglicher öffentlicher Maßnahmen für diese Menschen ließen AMOK selbst aktiv werden: 1981 wurde, unter geheimer Adresse, das Centrum voor Opvang van Korte Duur (COK, dt: Zentrum für kurzdauernde Aufnahme) eröffnet. Die maximale Verbleibdauer beträgt 6 Tage. Die interne Bezeichnung „frigo", also Tiefkühlfach, umschreibt die Aufgabe: Klienten in einer akuten Notlage - wenn andere Hilfsmöglichkeiten versagen oder nicht verfügbar sind - für einige Tage „auf Eis" zu legen, bis eine geeignete Lösung gefunden ist.

Die Übernachtungskosten belaufen sich (inkl. Mahlzeiten) auf 300 BF/Tag (Minderjährige die Hälfte). Bei insolventen Klienten übernehmen öffentliche und private Dienste die Kosten.

Struktur

Das COK, ca. 10 Gehminuten von AMOK entfernt in einem schmalen dreistöckigen Haus einer ziemlich heruntergekommenen Häuserzeile des Hafenviertels untergebracht, bietet in 5 Schlafzimmern Platz für insgesamt 10 Klienten (+2 Notbetten), dazu kommen Küche, Eßzimmer, Aufenthaltsraum, Bade- und Waschzimmer, Trockenraum. Die Häuserzeile, in städtischem Besitz, soll in Kürze saniert werden, das COK dann in eine ruhigere Gegend übersiedeln.

Von den 9 Mitarbeitern (v. a. Sozialarbeiter, ehrenamtlich oder mit Einjahresverträgen des staatlichen Arbeitsbeschaffungsprogramms) sind jeweils 2 zugleich anwesend (von 10.00 bis 10.00 Uhr und 18.00 bis 18.00 Uhr), so daß ein 24-h-Dienst möglich ist. Tagsüber ist zusätzlich ein Koordinator tätig, der hauptsächlich administrative und repräsentative Aufgaben wahrnimmt.

Einmal wöchentlich ist eine Teambesprechung; 2mal im Jahr finden sog. Evaluationstage statt, die Gelegenheit zu grundsätzlicher Reflexion der eigenen Arbeit bieten.

Klienten

Alter, einweisende Instanz und Problembereiche der Klienten sind Tabelle 3.26 zu entnehmen.

Die Aufnahmeersuchen betragen etwa das 5fache der dann tatsächlich realisierten Aufnahmen (353; 1982). Untertags findet das erste orientierende Gespräch vor der Aufnahme immer im Ombudscentrum statt, bevor der Klient telefonisch dem COK-Team angemeldet wird, das nach einem weiteren Gespräch über die Aufnahme entscheidet.

Während anfangs jeder aufgenommen wurde, was zu erheblichen inneren Spannungen, zu Aggressionsentäußerungen etc. führte und das Zusammensein der Klienten über Gebühr beeinträchtigte, werden mittlerweile folgende Klientengruppen abgewiesen: Drogensüchtige, Patienten, die aus psychiatrischen Anstalten entlaufen sind (werden zurückgeschickt) und Klienten, die als notorische Von-Heim-zu-Heim-Wanderer bekannt sind. Die Besetzungsquote schwankt zwischen 30%-76% (Durchschnitt 55%; 1982).

Tabelle 3.26. Alter, einweisende Instanz und Anlaß der Aufnahme (1982)

	n				
		AMOK	95	Ohne Unterkunft	59
10	24	Beratungszentren (ohne	41	Runaway aus Heim	46
11-13	5	AMOK)		Runaway von zu Hause	43
14-15	26	Opvang-Zentren		Partnerkonflikt	38
16-18	70	Kommunale Sozialdienste	58	Exhäftling	29
19-21	58	Polizei/Rijkswacht	27	Psychische Probleme	21
22-24	26	Klinik/Arzt	35	Mißhandelte Frauen	20
25-27	29	Jugendfürsorge	11	Anderes	9
28-30	17	Heime für Minderjährige	13	Total	265[a]
31-35	34	Nachbarschaft	6		
36-40	25	Gefängnis	10		
41-45	15	Selbsteinweisung	5		
46-50	7	(meist Wiederaufnahme)	50		
50-	14	Unbekannt	2		
Unbekannt	3	Total	353		
Total	353				

[a] Bei den restlichen Klienten handelt es sich um Wiederaufnahmen oder die Dossiers wurden auf Wunsch des Klienten vernichtet

Den Eltern entlaufener Kinder, die von der sehr kooperativen Polizei häufig ins Ombudscentrum (und nicht direkt nach Hause) gebracht werden, bzw. den Partnern aufgenommener Klienten wird lediglich die Adresse des AMOK-Ombudscentrum mitgeteilt, in das sie in der Regel zu einem klärenden Gespräch aller Beteiligten gebeten werden.

In dem maximal 6tägigen Aufenthalt (Durchschnitt 5,7 1981; 5,5 1982) soll der Klient Distanz zu seiner Krise, zu dem entmutigend-lähmenden Gefühl der Ausweglosigkeit der eigenen Lage gewinnen, indem ihm gangbare Zukunftsperspektiven aufgezeigt werden, die schrittweise zu verfolgen er dann - Hilfe zur Selbsthilfe - ermutigt wird.

Soweit nötig werden, nach dieser ersten allgemeinen Besinnungs- und Beruhigungsphase, zugleich spezifische Nachbetreuungsmaßnahmen eingeleitet. Die Tabelle 3.27 zeigt die weiteren Wege der Klienten.

Tabelle 3.27. Entlassungswege

Nach Hause zurück	88
Eigenes Appartment (darunter „Begeleid Kamerwonen")	96
Von sich aus weggegangen	44
Zu Familie/Freunden	26
Anderes Opvangcentrum	35
Heim	26
Gastfamilie	6
Jugendfürsorge	6
Krankenhaus/psychiatrische Abteilung	12
Repatr. Ausländer	5
Entziehungskur	4
Anderswohin	5
	353

Die Zusammenarbeit mit anderen Organisationen (Polizei, Sozialdienst, Jugendfürsorge, Justiz etc.) wird als allgemein hervorragend beschrieben.

3.3 Nichtambulante Krisenintervention im weiteren Sinne

3.3.1 Längerfristige Krisenintervention

Ob die nachstehend angeführten Einrichtungen in Bern, Leuven und Gent noch in den Bereich nichtambulanter Krisenintervention gehören, ist zu diskutieren. Eindeutige Zuordnungskriterien gibt es sicher nicht. Weder läßt sich auf dem psychiatrisch-medizinischen Versorgungssektor eine klare Trennlinie zwischen Krisenstation und psychiatrischer Aufnahmestation herkömmlicher Gestalt ziehen, noch gelingt analog auf dem psychosozialen Versorgungssektor eine zweifelsfreie Auftrennung zwischen nichtambulantem psychosozialem Krisenzentrum einerseits und residentieller sozialfürsorgerischer Wohlfahrtseinrichtung andererseits. Mit einer Aufenthaltsdauer von 2-4 Wochen und länger überschreiten die genannten Einrichtungen die für Krisenzentren typische Verweilzeit von ein, maximal 2 Wochen recht deutlich; nach Struktur, Arbeitsweise und Selbstverständnis lassen sie sich aber doch mit einer gewissen Berechtigung zu den Einrichtungen nichtambulanter Krisenintervention zählen. Daher ihre Erwähnung hier im Anhang.

3.3.1.1 Stationäre sozialpsychiatrische Krisenintervention

Kriseninterventionsstation, Sozialpsychiatrische Universitätsklinik, Bern
Die Kriseninterventionsstation der Sozialpsychiatrischen Universitätsklinik Bern, in zentraler Lage dem Allgemeinhospital unmittelbar benachbart, wurde 1977 als offene 16-Betten-Abteilung für die Behandlung mittel- und längerfristiger Krisen eingerichtet. Das Personal umfaßt 7 Pflegekräfte, 2 Assistenzärzte, 1 Ergotherapeuten; Oberarzt und Sozialarbeiter stehen halbtags zur Verfügung, eine Psychologin und eine Bewegungstherapeutin kommen zu Kleingruppenarbeit stundenweise auf die Station. Im Jahr werden rund 200 Patienten aufgenommen, überwiesen zu je ⅓ vom psychiatrischen Notfalldienst, von Privatärzten oder von Einrichtungen der Sozialpsychiatrischen Klinik. Die mittlere Belegungsquote lag 1981 bei 11,3 Betten. Die Geschlechtsverteilung männlich - weiblich betrug 36% zu 64%, ⅔ der Patienten waren zwischen 20 und 40 Jahre alt (alle Zahlen: Statistik 1981). Mit 25% stellten Schizophrenien die häufigste Erkrankung dar, gefolgt von reaktiven Störungen (19%), Neurosen und Persönlichkeitsstörungen (18%), manisch-depressiven Psychosen (7%), reaktiven Psychosen (6%), Suchtkrankheiten (5%), Oligophrenien (4%), organischen Psychosen (3%) und anderem (13%).

Für die Technik der Krisenintervention freilich soll anstelle der diagnostischen Zuordnung die Berücksichtigung der spezifischen Krisenbereiche (z. B. zwischenmenschliche Beziehungen, Arbeits- und Wohnsituation, Persönlichkeitsstruktur) die entscheidende Bedeutung besitzen. Die Behandlung umfaßt im wesentlichen (analytisch orientierte) Einzelgespräche, Gruppensitzungen, Milieu- und Bewegungstherapie, Rollenspiel und Familiengespräche; 45% der Patienten erhielten psychotrope Substanzen. Das Hauptgewicht der Arbeit liegt auf der sozialen Intervention einschließlich einer „Netzwerktherapie". Die mittlere Verweildauer von 21,4 Tagen ist für eine Krisenstation vergleichsweise lang. Der überwiegende Teil der Patienten konnte direkt nach Beendigung der stationären Intervention das frühere oder sogar ein höheres Autonomieniveau im Wohn- (bei 85% aller Patienten) und Arbeitsbereich (bei 92%) - als den gewählten Evaluationskriterien - erreichen. Nur 8% der Patienten mußten in eine psychiatrische Klinik weiterverlegt werden. Langfristige Katamnesen liegen noch nicht vor (vgl. Hülsmeier u. Ciompi 1984).

3.3.1.2 Residentielle psychosoziale Krisenintervention („Krisisopvang")

Krisisopvangcentrum Oikonde-Hotel, Leuven
Onthaalcentrum, Gent

Die beiden in ihrer Art vergleichbaren Einrichtungen - schmale unauffällige Häuser mit etwa je einem Dutzend Betten in Ein- und Doppelzimmern, mit Aufenthaltsräumen, Gesprächszimmern und Wohnküche - haben überwiegend mit Angehörigen sozialer Randgruppen zu tun. Zu ihrem oft noch jugendlichen Klientel zählen Nichtseßhafte, ehemalige Häftlinge, entlassene psychiatrische Patienten, Alkohol- und Drogensüchtige, eingewiesen von kommunalen Sozialdiensten, Wohlfahrtseinrichtungen, von Polizei, Justiz und medizinischen Einrichtungen (vgl. Crisis Hospitalisatie, Akademisch Ziekenhuis Leuven); ein Teil kommt, dann meist als Wiederaufnahme, von sich aus.

Die Aufnahmeschwelle ist niedrig, besondere Zugangskriterien bestehen nicht. Anlaß der Aufnahme ist nur selten eine Krise im Sinn einer akuten Anpassungsstörung, meist handelt es sich - bei einer nur mehr marginalen Existenzweise am Rande der Gesellschaft - um den (wiederholten) Zusammenbruch der verbliebenen sozialen Fähigkeiten, um eine langfristige Entwicklung, die sich immer wieder krisenhaft verschärft.

Wenngleich das Bett für die Nacht, Essen und Trinken im Vordergrund der Hilfe stehen, sind diese Einrichtungen ihrem Selbstverständnis nach doch alles andere als reine Obdachlosenheime. Besetzt mit einem Betreuerteam aus Psychologen, Sozialarbeitern und Freiwilligen sehen sie sich eher als ein „orientatiecentrum", das mit den Techniken administrativ-instrumenteller wie therapeutischer Intervention versucht, dem oft schon langen „opvangcircuit", also dem ziellosen Herumwandern der Klienten zwischen den verschiedenen Institutionen, ein Ende zu machen. Ziel des gewöhnlich 1- bis 4wöchigen Aufenthalts soll die Ermöglichung eines weitgehend selbständigen Wohnens mit ambulanter Betreuung sein, bzw. die *gezielte* Weiterverweisung in eine spezialisierte Einrichtung.

Die beiden Einrichtungen stellen sicher keine Interventionszentren im eigentlichen Sinne dar. Bewältigung akuter Krisen ist nicht Ziel der Arbeit, *Krisis*-Opvang scheint insofern keine ganz zutreffende Bezeichnung zu sein. Materielle Not und Arbeitslosigkeit, Isolation und Kontaktschwäche, Labilität und Sucht bilden die vorherrschenden Problembereiche, die - bei der angestrebten niederschwelligen Zugänglichkeit - weitgehend ungefiltert auf die Mitarbeiter einstürzen. Zukunftslosigkeit, Monotonie und Apathie in maximal 3, 4 Wochen überwinden zu können, darüber äußern sich die Mitarbeiter eher skeptisch. Zu oft schließe sich der „circuit“ wieder.

Die beiden „Opvang“-Zentren sind in ihrer Ausgestaltung typisch flämische Einrichtungen. Ihre Stellung im Versorgungssystem ebenso wie ihr ideologischer Hintergrund lassen sich ohne einige grundsätzliche Anmerkungen zum Versorgungswesen Flanderns kaum richtig verstehen. Darüber hinaus könnte dieser kleine Exkurs Bedeutung für die zentrale Thematik dieser Arbeit gewinnen: Exemplarisch werden die verschiedenen Ebenen deutlich, auf denen sich Krisenintervention und Notfallversorgung innerhalb eines regionalen Systems vollziehen können. Zugleich wird aber auch vor Augen geführt, daß eine Einordnung und Bewertung einzelner Einrichtungen nie ohne die entsprechende Berücksichtigung der sie jeweils prägenden regionalen Gegebenheiten erfolgen darf.

Exkurs: Anmerkungen zum flämischen Versorgungssystem

Die psychiatrisch-psychosoziale Versorgung Flanderns läßt sich - so undurchschaubar-verwickelt im Detail - übersichtsweise in 3 Bereiche einteilen. Zunächst gibt es die großen psychiatrischen Landeskrankenhäuser, zu 90% fest in Händen der „Caritas Catolica“, einer überaus mächtigen, autoritativen Vereinigung. Dem stehen auf dem ambulanten Sektor sozialpsychiatrische Zentren gegenüber, die die gemeindenah-außerklinische Betreuung ihres Distrikts übernehmen sollen. In ihren Aktivitäten zumeist auf bestimmte Therapieformen und ausgewählte Zielgruppen hin spezialisiert - entsprechend selektiv die Zugangskriterien - sind die zudem nur werktags geöffneten Zentren kaum auf kurzfristig eingreifendes Handeln eingestellt; Wartelisten und bürokratischer Aufwand tun ein übriges.

So klafft, zumal was rasches Reagieren in Krisensituationen betrifft, zwischen den schwerfälligen Landeskrankenhäusern und den unflexiblen sozialpsychiatrischen Institutionen eine Versorgungslücke, eine Art Niemandsland, in dem, als dem dritten Bereich, seit Mitte der 70er Jahre die verschiedensten gesellschaftlichen Gruppierungen in geradezu anarchischer Vielfalt Flucht- und Auffanghäuser, Obdachlosen- und Übergangsheime, Beratungsbüros und mobile Einsatzdienste und eben auch Krisisinterventie- und Krisisopvangcentren errichtet haben.

Ein Teil dieser Krisenzentren, aus den Bemühungen um eine alternative „thuislozenzorg“ (Obdachlosenfürsorge) hervorgegangen, läßt sich demgemäß als auf kurzfristigen Verbleib zugeschnittene Modifikation kleindimensionaler Obdachlosen- und Resozialisierungsheime („onthaaltehuizen“) beschreiben, deren vornehmliches Ziel es ist, den fatalen „opvangcircuit“ ihrer Klienten zu durchbrechen.

Materiell-administrative und psychosoziale Hilfen stehen im Vordergrund der Arbeit. Daneben finden sich in Flandern eine Reihe von auf residentielle Krisenintervention bei Jugendlichen, Frauen und Süchtigen spezialisierten Häusern.

Fast alle derartigen Krisenauffangzentren sind mittlerweile Mitglied der „Vereiniging der Vlaamse Onthaaltehuizen“ (VDVO), einer Organisation, die sich bemüht, die einzelnen Aktivitäten und Initiativen der voneinander häufig kaum Kenntnis nehmenden, ja nicht selten in Konkurrenz stehenden Gruppierungen - eine teilweise Fehl- oder Überversorgung ist die Folge - in angemessen koordinierte Bahnen zu lenken.

Diese residentielle Form der psychosozialen Krisenintervention ist nicht Teil der sozialpsychiatrischen Distriktversorgung; offiziell nicht anerkannt, stehen auch keine staatlichen Mittel zu ihrer Finanzierung zur Verfügung (einzige Ausnahmen: Das Crisisinterventiecentrum Antwerpen und „De Schelp", Gent, finanziert freilich - etwas verwirrend - als sozialpsychiatrische Zentren). Die Klienten müssen die Übernachtungskosten selber tragen; sind sie, wie häufig der Fall, insolvent, so übernehmen zumeist die kommunalen Sozialdienste die Kosten. Die Mitarbeiter werden - sofern nicht als Freiwillige tätig - hauptsächlich über Einjahresverträge eines staatlichen Arbeitsbeschaffungsprogramms bezahlt.

Nun ist es allerdings nicht so, daß Kriseninternvention in der staatlichen Gesundheitspolitik keine Rolle spielt. Der Begriff „Krisenintervention" wird ausdrücklich in zwei königlichen Dekreten über institutionelle und ambulante Psychiatrie genannt, nämlich in dem Beschluß über die Festlegung der Funktionen der sozialpsychiatrischen Zentren vom 20. März 1975 und dem Beschluß über die Regelung der A-Dienste an psychiatrischen und Allgemeinkrankenhäusern vom 15. Februar 1974.[22]

Die A-Dienste an Allgemeinkrankenhäusern müßten, wie Bruynooghe (1982, persönliche Mitteilung) vom A-Dienst des Allgemeinkrankenhauses St. Lucas in Brügge meint, zu Kriseninterventionszentren werden, die in enger Zusammenarbeit mit einer ausgebauten Poliklinik der Akutaufnahme und der Kurzzeitbehandlung dienen. Daneben gibt es Bemühungen, auch an Allgemeinkrankenhäusern, die keine psychiatrische Abteilung besitzen, eine kleinere, ganz auf Krisenintervention ausgerichtete Station einzuführen (s. Crisis Hospitalisatie, Leuven).

So verfügt Flandern über eine respektable - wenn auch teilweise wenig aufeinander abgestimmte - Palette nichtambulanter Kriseninterventionseinrichtungen, die das Spektrum vom psychiatrischen Notfall bis zur psychosozialen Krise angemessen abdecken.

3.3.2 Zielgruppenorientierte Krisenzentren

In den bisher beschriebenen Einrichtungen wurde ein jeweils recht weites Spektrum von Patienten versorgt; lediglich die notfallpsychiatrische, sozialpsychiatrische oder psychosoziale Orientierung setzte einen gewissen Schwerpunkt.

Inwieweit sich Strategie und Technik nichtambulanter Krisenintervention bei einer bestimmten Problemstellung auch auf ein eng umschriebenes Klientel anwenden lassen, soll am Beispiel zweier zielgruppenorientierter Krisenzentren - eines für Jugendliche und eines für Abhängige - kurz veranschaulicht werden.

Noch eine Anmerkung: Im weitesten Sinne lassen sich auch die sog. Frauenhäuser zu den nichtambulanten Krisenzentren rechnen. Ihr Aufgabenbereich umfaßt freilich - schon im Hinblick auf die oft längerfristige Unterbringung - mehr als die reine Akutversorgung. Eine ausführliche Diskussion dieser inzwischen recht verbreiteten Einrichtungen würde den Rahmen dieser Arbeit daher überschreiten.

Crisis Interventie Centrum, Antwerpen

Das Crisis Interventie Centrum (CIC) Antwerpen betreut ausschließlich Jugendliche und junge Erwachsene im Alter von 14-25 Jahren. Den ca. 700 Klienten pro Jahr, die von sich aus oder durch externe Vermittlung (Angehörige, Sozialdienste etc.) ins CIC gelangen, kann in 2 von 3 Fällen ambulant geholfen werden, meist mit einer einzigen klärenden Aussprache. Bei den Klienten, die ins CIC aufgenommen werden müssen - 10 Betten stehen dafür in dem schmalen dreistöckigen Haus zur Verfügung - handelt es sich überwiegend (75%) um Jugendliche, die von zu Hause oder aus Heimen weggelaufen sind; die übrigen sind psychiatrisch auffällig, drogensüchtig oder materiell in Schwierigkeiten. Die Aufenthaltsdauer, im Mittel bei 1-2 Wochen, schwankt zwischen einem Tag und mehr als einem Monat. Das Betreuerteam besteht aus Sozialarbeitern, Psychologen, Zivildienstleistenden und Freiwilligen; die offiziell als Direktorin fungierende, teilzeitbeschäftigte Psychiaterin hat intern keine besonderen Befugnisse.

Die therapeutisch-sozialfürsorgerischen Bemühungen, die neben der individuellen Betreuung und Beratung durch eine feste Bezugsperson auch eine regelmäßige gruppentherapeutische Arbeit umfassen, haben zunächst die Rückkehr des Klienten in seine bisherige Umgebung oder, wenn dies nicht mehr möglich scheint, die Organisation einer anderen Unterbringung (z. B. Gastfamilie, eigene Wohnung) zum Ziel.

Die Zusammenarbeit mit der Antwerpener Polizei und den Jugendgerichten ist dank guter persönlicher Kontakte eng und vertrauensvoll.

Krisisinterventiecentrum „De Ark", Gent

Das Krisisinterventiecentrum „De Ark", mit dessen Gründung (1979) die mit langfristiger Entziehung Abhängiger befaßte therapeutische Gemeinschaft „De Sleutel" (Der Schlüssel) auf ein Defizit stationärer Akutversorgung für Süchtige in der Genter Region reagierte, dient als eine Art Vorschalt- und Selektionsinstanz dieser Einrichtung. Die zumeist unfreiwillig, z. T. alternativ zu einer Inhaftierung in das geschlossen geführte Krisenzentrum eingewiesenen Abhängigen sollen in den 2-3 Wochen ihres Aufenthalts körperlich entzogen werden (sofern keine intensivmedizinischen Einrichtungen benötigt werden), zugleich aber auch zu einer langfristigen Entwöhnungstherapie motiviert und vorbereitet werden, die sich in „De Sleutel" anschließen soll - ein Ziel, das letztendlich ca. ein Drittel der Patienten erreicht.

Gerade die intensive Betreuung in einer beschützten Umgebung macht allerdings die Süchtigen nicht selten glauben, nach Beendigung des Aufenthalts allein zurechtkommen und auf einen langfristigen Entzug verzichten zu können. Entsprechend hoch sind die Rückfallquoten in dieser Gruppe.

„De Ark", noch in einem kleinen Haus mit beengten Räumlichkeiten untergebracht, soll in ein neues und größeres Domizil übersiedeln, in dem dann 15 statt bisher 6 Therapieplätze zur Verfügung stehen werden.

3.3.3 Varia

Die Darstellung möglicher Organisationsformen nichtambulanter Krisenintervention soll mit der Beschreibung zweier Interventionsmodelle abgerundet werden, die - schwer in den bisher gewählten Kategorien unterzubringen - als eigenständig-originäre Einrichtungen einer kurzen Erwähnung innerhalb der Thematik dieser Arbeit wert scheinen. Daß dabei auf eine amerikanische Einrichtung zurückgegriffen wird, sei der inhaltlichen Vollständigkeit halber gestattet.

Crisis Hostel, Denver

In einem 5monatigen Experiment der Crisis Intervention Division des Fort-Logan Mental Health Center (Denver) wurden, wie Brook (1973) berichtet, Krisenpatienten nicht mehr, wie bis dahin, stationär in der Crisis Unit aufgenommen, sondern in einer als „Crisis Hostel" eingerichteten Wohnung (4 Betten) eines normalen Mehrparteienhauses für maximal 7 Tage untergebracht. Körperliche Untersuchung und psychiatrische Befundung waren vorausgegangen. Da die mit der Versorgung der Patienten beauftragten Nachbarn ihren Aufgaben nicht so recht nachkamen, wurde zusätzlich eine Krankenschwester der Crisis Unit zur Mitbetreuung des Hostel abgestellt, das ansonsten mit keinen regulären Mitarbeitern besetzt war.

Von den insgesamt 49 ins Hostel aufgenommenen Patienten waren die Hälfte schizophren und je ¼ depressiv (z.T. endogen) bzw. süchtig und/oder neurotisch. Das Alter schwankte zwischen 17-62 Jahren. Die durchschnittliche Verweildauer betrug 5,8 Tage. Kein Patient verließ das Hostel vorzeitig. Suizidversuche wurden nicht registriert, obgleich rund die Hälfte der Patienten als suizidal eingeschätzt wurde. Die Patienten wurden, von 7 psychiatrischen Aufnahmen abgesehen, zu ambulanten Diensten weiterverwiesen (6-8 Sitzungen).

Infirmerie psychiatrique près la préfecture de police (IPPP), Paris

Die IPPP dient der Akutaufnahme von Personen, die für die öffentliche Ordnung oder die Sicherheit anderer Personen eine Gefahr bedeuten und deren Bedrohlichkeit zugleich eine psychiatrische Dimension besitzt. Einweisungsberechtigt ist nur die Polizei; alle Aufnahmen erfolgen als Zwangseinweisungen. Seit 1970 ist die Tag und Nacht geöffnete IPPP in modernen Räumlichkeiten inmitten des Hôpital Sainte-Anne untergebracht, freilich unabhängig von ihm.

Neuzugänge werden unverzüglich von einem Assistenzarzt körperlich untersucht und psychiatrisch befundet, zugleich wird versucht, mit Angehörigen, Hausärzten usw. Kontakt aufzunehmen. Einige Stunden später sieht der Oberarzt die Patienten und entscheidet über weitere Maßnahmen.

Die Aufnahmezahlen liegen jährlich bei ca. 4000 Zugängen (3852; 1978). 43% wurden im Anschluß an die Aufnahme in die IPPP zwangsweise in eine geschlossene Abteilung überwiesen, 14,5% wurden auf freiwilliger Basis psychiatrisch hospitalisiert und 42,5% wurden ohne weitere stationäre Nachsorge entlassen (nach Gourevitch 1979).

3.3.4 „Krisenbetten" in ambulanten Einrichtungen

Vorbemerkung

Nicht mehr von rein auf Krisenaufnahme spezialisierten Zentren soll im folgenden die Rede sein, aber doch von Einrichtungen, die, obzwar selbst poliklinischen oder extramural-ambulanten Zuschnitts, auf das prinzipiell gleiche Versorgungsproblem, also das Nichtverfügen über ein nicht mehr ambulantes, aber eben noch nicht regulär-stationäres Instrumentarium, in ähnlicher, freilich improvisierter, aus der Not geborener Weise reagieren wie die bisher beschriebenen Zentren - mit provisorisch, sozusagen unter der Hand aufgeschlagenen „Krisenbetten". Insofern es sich ja hier auch um eine Form nichtambulanter Krisenintervention handelt - allerdings eher in logistischer denn in konzeptioneller Hinsicht - sollen diese Einrichtungen im Rahmen dieser Arbeit hier kurz Erwähnung finden. Zugleich werden Versorgungskonstellationen deutlich, unter denen das Aufstellen von derartigen Notbetten zur schlichten Notwendigkeit wird.

Triest

Triest, Basaglias Modellfall, eine Stadt mit rund 350000 Einwohnern, besaß (Anfang der 80er Jahre) 5 kleinere sektorisierte Mental-Health-Centers, besetzt mit 3-5 Psychiatern, 12 oder mehr Schwestern, 1-2 Sozialarbeitern und 1-2 Psychologen. Hauptgewicht der Arbeit lag auf der familiären Krisenintervention. Auf dem stationären Versorgungssektor standen für ganz Triest 10 psychiatrische Betten im zentralen Allgemeinkrankenhaus zur Verfügung, die v.a. nachts, wenn die sozialpsychiatrischen Zentren geschlossen waren, zur Akutaufnahme (meist für 1-2 Tage) benötigt wurden. Zusätzlich waren in den Mental-Health-Centres 6-8 Betten zur nichtambulanten Krisenintervention (z.T. auch zu einer längeren Betreuung) eingerichtet worden (nach Mosher 1982).

Elat

K. Müller u. P. Müller (1982) berichten über Elat, eine Stadt von rund 17000 Einwohnern an der Sinaihalbinsel jenseits der Negev-Wüste. Das moderne 80-Betten-Allgemeinkrankenhaus besitzt auch eine psychiatrische Poliklinik, in der 4 Betten zur Krisenintervention verfügbar sind, eine schon geographische Notwendigkeit, wenn man bedenkt, daß die nächstgelegene psychiatrische Abteilung (in Jerusalem) 250 km entfernt ist.

Lausanne

Die „Krisenbetten" mit der wohl kürzesten Verweildauer befinden sich in der Psychiatrischen Universitätspoliklinik Lausanne. Diese Einrichtung, die mit allein 6649 Hausbesuchen auch an der regionalen Versorgung des Kantons beteiligt ist (1976), verfügt, wie Häfner (1977) mitteilt, über 2 Krisenbetten mit einer durchschnittlichen Aufenthaltsdauer von ungefähr 15 h.

Utrecht

Beenackers (1982b) vom Crisiscentrum Utrecht berichtet von Versuchen an diesem rein ambulanten Interventionszentrum, angemessenere Betreuungsformen insbesondere für die sog. Drehtürpatienten zu finden. Als Alternativen werden in Erwägung gezogen a) intensivere ambulante Begleitung, b) ein „,time-out' in de vorm van een geimproviseerde slaapbank" (p 43) und, falls dies nicht ausreicht, c) ein spezielles „crisisbed" für maximal 3 Nächte.

Paris

Zu den sozialpsychiatrischen Einrichtungen des 5. Secteur, dem die Versorgung des 6. Arrondissement mit seinen rund 50000 Bewohnern obliegt, gehören 2 Pavillons (20+25 Betten) im Centre Hospitalier Sainte-Anne, ein dispensaire und centre d'accueil, und eine Tagesklinik (15 Plätze) (Stand 1982). Innerhalb des 24 h geöffneten centre d'accueil, das eine Vielzahl ambulanter Tätigkeiten (Konsultationen, analytische Therapien, Bewegungstherapie und Krankengymnastik, Gruppenaktivitäten) einschließlich extern-mobiler Einsätze und Hausbesuche durchführt, stehen 3 Betten zur Verfügung, um Krisenpatienten für einige Tage aufnehmen zu können (nach Amado 1983, persönliche Mitteilung).

4 Krisenintervention und Notfallpsychiatrie – die Einrichtungen im Vergleich

Nach den Einzeldarstellungen der verschiedenen Krisenzentren im vorherigen Abschnitt soll im folgenden Kapitel in einer vergleichenden Übersicht des bisher ausgebreiteten Materials versucht werden, Gemeinsames und Trennendes der einzelnen Modelle herauszustellen, Gewichtungen vorzunehmen und einige praktische Konsequenzen darzulegen.

Da eine unstrukturiert-summarische Aufbereitung der Daten eine wenig überschaubare Zahlenvielfalt böte und zudem Gefahr liefe, Inkompatibles auf gleicher Ebene in Beziehung zu setzen (also etwa einen Liaisondienst mit einem Krisisopvangcentrum), scheint es angebracht, die unterschiedlichen Einrichtungen nichtambulanter Akutversorgung zunächst in Klassen ähnlicher Hauptmerkmale zu systematisieren.

Folgende Kategorien bieten sich an:

I Liaisondienst
Reguläre Kooperation von Internisten/Intensivmedizinern und fest stationierten Psychiatern und Sozialarbeitern auf einer Intensivabteilung im Rahmen der Suizidentenversorgung.

II Kriseninterventionsstation
Eigenständige, auf Krisenintervention und psychiatrische Notfallversorgung ausgerichtete Station innerhalb eines Krankenhausbetriebes.

III Psychiatrisches Krisenzentrum
Extramurale, psychiatrisch geleitete Einrichtung für Notfallpsychiatrie und Krisenintervention.

IV Psycho(-soziales) Krisenzentrum
Extramurale, nichtpsychiatrische Einrichtung zur Intervention bei psychischen Krisen mit zumeist sozialer Komponente.

V (Psycho-)soziales[23] Krisenzentrum
Extramurale, nichtpsychiatrische Einrichtung zum Auffang einer vorwiegend sozial bedingten Notlage mit dem Schwerpunkt auf materieller und administrativer Hilfe.

Die einzigen Einrichtungen, die sich schlecht in die obige Systematik eingliedern lassen, sind zum einen der Service d'urgence am Hôpital E. Herriot, Lyon, der I und II umfaßt, zum anderen „De Ark", Gent, und das Crisisinterventiecentrum Antwerpen als auf Abhängige bzw. Jugendliche spezialisierte Krisenzentren (sie gehören am ehesten zu 4).

Die Zuordnung der restlichen Einrichtungen zeigt Abb. 4.1.

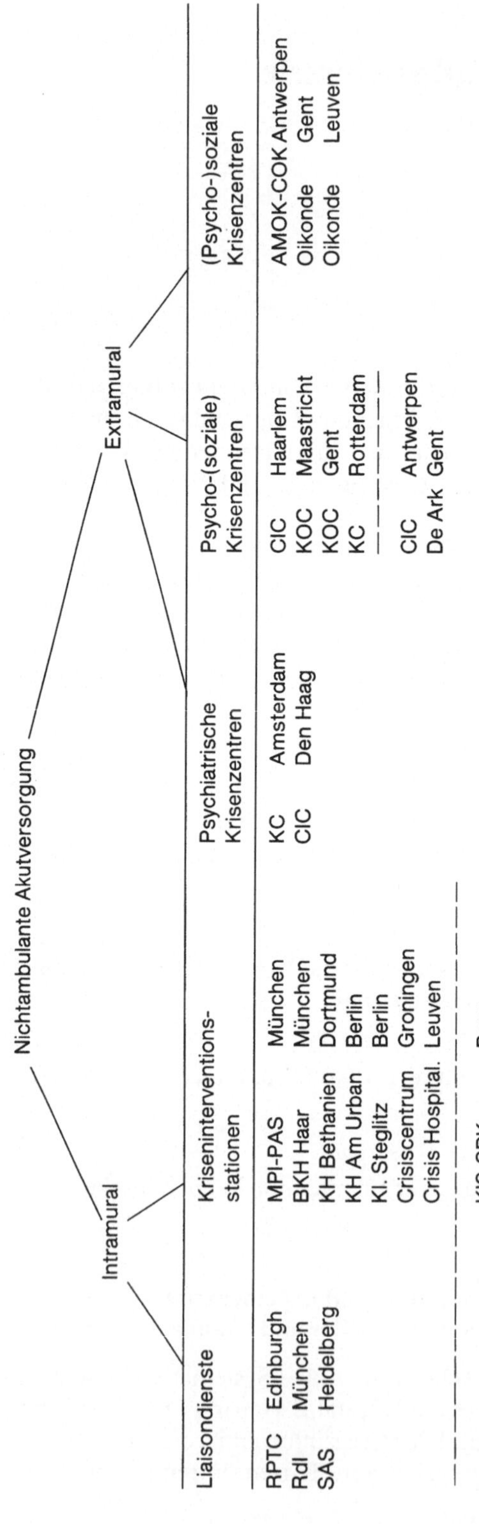

Abb. 4.1. Systematik der Krisenzentren. Abkürzungen s. Abb. 3.1

4.1 Struktur und Arbeitsumfang

4.1.1 Personal

Tabelle 4.1. Personalzahlen, jeweils auf eine hypothetische 10-Betten-Station umgerechnet

	I	II	III	IV	V
Psychiater	1,2	2,5	1,6	–[g]	–
anderer Arzt	1,9	–[c]	–[f]	–	–
Pflegekraft	–[a]	7,9	5,9	(4)[h]	–
Psychologe	–[b]	–[d]	0,6	2,5[i]	–[j]
Sozialarbeiter	0,6	1,7[e]	1,7	4,5	3,6

[a] Keine psychiatrischen Schwestern
[b] Nur in Heidelberg
[c] Nur im BKH Haar
[d] Nur in Haar, Dortmund, Leuven
[e] Ohne Steglitz, Berlin
[f] Nur in Amsterdam
[g] Nur Schelp, Gent
[h] Nur in Haarlem, Rotterdam
[i] Ohne Rotterdam
[j] COK Antwerpen

Tabelle 4.2. Personalschlüssel der einzelnen Einrichtungen, jeweils auf eine hypothetische 10-Betten-Station umgerechnet

		Psychiater	Anderer Arzt	Pflegekraft	Psychologe	Sozialarbeiter
I	RPTC Edinburgh	1,8	2,7	–[a]	–	0,9
	SAS Heidelberg	1,3	2	–[a]	0,6	0,6
	RdI München	0,5	1	–[a]	–	0,3
II	MPI München	2,5	–	5,8	–	0,8
	BKH Haar	1,5	0,7	7,7	0,8	0,8
	Beth. Dortmund	2	–	6	4	2
	Am Urban Berlin	5	–	12,5	–	5
	Steglitz Berlin	2,5	–	6,6	–	–
	AZ Groningen	1,8	–	10	–	0,9
	AZ Leuven	2,2	–	6,6	0,6	0,6
III	KC Amsterdam	1,1	3,9	7,7	0,7	2,3
	CIC Den Haag	2	–	4	0,5	1
IV	CIC Haarlem	–	–	3	3	3
	KOC Maastricht	–	–	–	2,9	6,3
	KC Rotterdam	–	–	5	–	7
	KOC Gent	1	–	–	1,5	1,5
V	Oik. Gent	–	–	–	–	3,6
	Oik. Leuven	–	–	–		5[b] + 2,5
	COK Antwerpen	–	–	–	1,3	6,3

[a] Keine psychiatrischen Schwestern
[b] 2,5 Erzieher, 1,3 Kriminologe, 1,2 Rechtsanwalt

Krisenintervention ist, das machen die Zahlen deutlich, personalintensiv und verlangt zugleich ein polyvalentes Team (vgl. Tabelle 4.1 und 4.2). In I-III besteht es regelhaft aus der Triade Arzt, Schwester und Sozialarbeiter; Psychologen sind nur ausnahmsweise beteiligt. Nichtpsychiatrische Ärzte werden - abgesehen von den Intensivstationen - nur auf der Notfallstation des Bezirkskrankenhauses Haar und im Krisiscentrum Amsterdam beschäftigt. Von II nach V zeigt sich eine Abnahme professioneller Mitarbeiter, die durch ein Mehr an freiwilligen Kräften ausgeglichen wird.

Nichtambulante Krisenintervention birgt im wesentlichen 2 Problembereiche für das Personal in sich: Zum einen das mit der Multidisziplinarität verbundene Aufweichen herkömmlicher Entscheidungs- und Verantwortungshierarchien („role-blurring"), zum anderen die starke psychische Belastung mit der Gefahr eines „burn-out" durch die permanente emotionelle Auseinandersetzung mit Notfällen und Krisensituationen, durch den großen Arbeitsumfang und durch den raschen Patientenwechsel.

4.1.2 Multidisziplinarität und Rollenaufweichung

In keinem der vom Autor besuchten Krisenzentren herrschte eine auch nur entfernt an die Atmosphäre erinnernde Situation, wie sie Birger et al. (1974) für das Crisis intervention team am Albert-Einstein-College of Medicine in der Bronx, N.Y., beschrieben: Das antipsychiatrisch eingestellte Team aus radikalen Weißen und militanten Schwarzen, angeführt von einer Psychologin, verweigerte sich einer psychiatrischen Führung und boykottierte den regulären Krankenhausbetrieb solange, bis nach 6 Monaten und insgesamt 27 (!) betreuten Patienten das neueingeführte Interventionsprogramm wieder eingestellt werden mußte.

Soweit für den Außenstehenden erkennbar, funktioniert die multidisziplinäre Zusammenarbeit in den einzelnen Teams, wie auch immer sie im Detail organisiert ist, weitgehend unproblematisch, größere Reibungsverluste und ideologische Gräben ließen sich nicht ausmachen. Die „Gefahren der Auflösung fachlicher Kompetenz in egalitären Teamsituationen" (Häfner u. Helmchen 1978), nämlich Zeitvergeudung, Beschäftigung mehr mit Ingroup-Phänomenen denn mit Patientenproblemen, unverbindlich-vage Entscheidungen etc., scheinen im allgemeinen überwunden. Traditionelle Rollenhierarchie ist durch die aus Erfahrung gewachsene Autorität des einzelnen ersetzt. Tatsächlich spricht, wie schon Cooper (1979) befand, nichts dafür, daß erfahrene nichtärztliche Mitarbeiter weniger effektiv in Krisensituationen eingreifen können als ärztliches Personal, ja die ungleich höhere Kompetenz einer schon lange im Krisenzentrum tätigen Krankenschwester kann für einen jungen neueingestellten Assistenzarzt eine ungewohnte, das eigene Rollenverständnis problematisierende Erfahrung werden.

4.1.3 „Burn-out"

Besteht die Gefahr einer „Crisis on the Crisis Unit", wie Cohn u. Rapport (1970) einen Artikel über die Überlastung junger Ärzte auf einer Crisis Admission Unit überschrieben? Sind zunehmende Gleichgültigkeit, emotionelles Abschalten und inneres Ausgebranntsein, von Freudenberger (1974) als sog. Burn-out-Syndrom in die Literatur eingeführt, regelhaft nach einer bestimmten Belastungszeit auftretende Phänomene, die einen häufigen Personalwechsel nötig machen?[24]

Kaum etwas davon war in den besuchten Krisenzentren zu spüren. Im Krisiscentrum Amsterdam sind viele schon seit der Gründung (1972) dabei, im Crisiscentrum Haarlem fanden seit 1978 erst 4 Personalwechsel statt; ebenso verfügt das Crisisinterventiecentrum Den Haag über ein stabiles Team - die Aufzählung ließe sich leicht fortführen.

Die Chance, rasch helfen zu können, die Erweiterung des eigenen Aufgabenfeldes und die damit verbundene Übernahme von Verantwortung, Bewahrung der eigenen Beweglichkeit durch weitgehend fehlenden Routinebetrieb und nicht zuletzt das Zusammengehörigkeitsgefühl im Miteinander des Teams scheinen als Korrektiv der außergewöhnlichen psychischen Beanspruchung zu wirken. Dazu haben die meisten Krisenzentren neben Supervision, Informations- und Fortbildungsveranstaltungen regelmäßige Balint-artige Aussprachemöglichkeiten eingeführt.

4.1.4 Räumlichkeiten und Arbeitsumfang

Die einzelnen Einrichtungen bewegen sich, abgesehen von den größeren, im psychiatrischen Liaisondienst betreuten Intensivstationen, ziemlich konstant um eine Bettenzahl von 8-12 (Tabelle 4.3). Die Patienten werden bevorzugt in Ein- oder Zweibettzimmern untergebracht. Die Ausstattung ist im allgemeinen freundlicher und wohnlicher gehalten als in herkömmlichen Krankenzimmern - innenarchitektonische Entsprechung des Konzepts des noch nicht Regulärstationären.

Für untertags stehen gewöhnlich „Lounge"-ähnliche Aufenthaltsmöglichkeiten zur Verfügung, dazu Eß- und Gesprächszimmer, Personalräume, Küche, Bad und gelegentlich ein kleiner Garten.

Die Besetzungsquote, deren jeweils gemittelte Werte im Vergleich der einzelnen Einrichtungen zwischen 54% und 100% pendeln, ist auch innerhalb der Zentren starken Schwankungen unterworfen, die den Mitarbeitern ein hohes Maß an Flexibilität abverlangen. Einige Einrichtungen können gegebenenfalls ihre Bettenzahl kurzfristig erhöhen. Ein sinkender Belegungsgrad muß andererseits nicht automatisch eine Erleichterung der therapeutischen Arbeit bedeuten, sondern kann selbst wieder Probleme schaffen (Feuerlein et al. 1983).

Durch den kurzen Verbleib und den entsprechend hohen „turn-over" können die Einrichtungen trotz ihrer relativ begrenzten Bettenzahl eine beachtliche Zahl von Patienten versorgen, in den psychiatrischen und psychosozialen Krisenzentren (II-IV) im Schnitt 400-600 im Jahr. Auf den Intensivstationen liegt die Zahl höher, in den Opvangcentren mit meist längerfristiger Aufnahme niedriger (Ausnahme COK Antwerpen, hier ist der Verbleib auf 7 Tage begrenzt). Aus dem Rahmen fällt der Service d'urgence am Hôpital E. Herriot in Lyon mit jährlich über 4000 psychiatrisch (mit-)betreuten Patienten.

Tabelle 4.3. Bettenzahl und Arbeitsumfang. (- unbekannt)

		Betten-anzahl	Gemittelte Verweil-dauer (Tage)	Patienten im Jahr	Wieder-aufnahmen [%]	Ausla-stung [%]
I	RPTC Edinburgh	22	2	1800	50	-
	SAS Heidelberg	15	3	ca. 700	ca. 3	100
	RdI München	42	5,8	485	12	100
II	MPI München	12(-16)	9	358	20	90
	BKH Haar	13(-19)	7	630	16	100
	Bethanien Dortmund	5	10,2	391	-	-
	Am Urban Berlin	6	4	ca. 420	ca. 5	-
	Steglitz Berlin	12	9 (median)	ca. 300	ca.10	-
	AZ Groningen	11	4,5	405	6	65
	AZ Leuven	18	14-21	450	15	-
III	KC Amsterdam	12(-14)	3,6	677	23	70
	CIC Den Haag	10	max. 7	527	-	80
IV	CIC Haarlem	10	4	606	ca.12	65
	KOC Maastricht	12	3,5	560	-	-
	KC Rotterdam	10	2	825	-	56
	KOC Gent	10	9,5	185	14	80
V	Oik. Gent	11	30	96	-	82
	Oik. Leuven	8	12 (median)	125	22	76
	COK Antwerpen	8(-10)	5,5	353	9	100

Die Wiederaufnahmeraten bewegen sich im großen und ganzen zwischen 10-20%. Bestehenszeit des Krisenzentrums, fester oder variabler Einzugsbereich, Qualität der lokalen Versorgungsstrukturen, alternative Verweisungsmöglichkeiten etc. (vgl. die Wiederaufnahmerate des RPTC Edinburgh von 50%, das seit 1962 besteht und alle Suizidenten der Edinburgher Region aufnimmt) beeinflussen die Wiederaufnahmeraten nicht unerheblich, so daß ihre katamnestisch-evaluative Bedeutsamkeit nicht überschätzt werden sollte.

Tabelle 4.4. Geschlechtsverteilung [in %]

Geschlecht	Weiblich	Männlich
II[a]	60,5	39,5
III[b]	57	43
IV[c]	55,5	44,5

Zahlen aus:
[a] MPI München; KH Am Urban Berlin; Steglitz Berlin; Groningen
[b] Amsterdam, Den Haag
[c] Haarlem, Maastricht

Ein Vergleich der Geschlechtsverteilung zwischen den psychiatrischen und psycho(-sozialen) Krisenzentren (II-IV)[25] ergibt keine auffälligen kategoriespezifischen Unterschiede. Insgesamt läßt sich ein mäßiges Überwiegen des weiblichen Geschlechts feststellen, wobei diese Tendenz in Lyon ungewöhnlich stark ausgeprägt ist (71:29) (Tabelle 4.4).

Eine Übersicht über die Altersverteilung (s. Tabelle 4.5) zeigt, zusätzlich zum generellen Überwiegen jüngerer Patienten, einen weiteren Verjüngungstrend des Klientels von II über IV nach V.

Tabelle 4.5. Altersverteilung. Da die einzelnen Statistiken verschiedene Altersabstände zugrunde legten, mußten die Zahlen teilweise extrapolativ auf die hier getroffene Einteilung umgerechnet werden [in %]

Alter	II[a]	IV[b]	V[c]
10-19 Jahre	11	23	28
20-29 Jahre	30	31	38
30-39 Jahre	30	22	20
40-49 Jahre	15	13	10
50-59 Jahre	8	6	3
60- Jahre	6	5	1

Zahlen aus:
[a] MPI München, KH Am Urban Berlin, Klin. Steglitz Berlin
[b] CIC Haarlem, KOC Maastricht
[c] Oik. Gent, Oik. Leuven, COK Antwerpen

Sind in II 41% unter 29 Jahre, so macht dieser Anteil in IV schon mehr als die Hälfte (54%), in V ⅔ aus.

Eine Übersicht über die gemittelten Verweilzeiten in den einzelnen Kategorien zeigt, daß die Intensivstationen mit psychiatrischem Liaisondienst (I) im Schnitt die kürzesten Liegezeiten haben (s. Tabelle 4.6). Die Streubreite ist allerdings erheblich, einzelne Patienten verbleiben 2 (Edinburgh) bis 4 Wochen (München, Heidelberg).

Tabelle 4.6. Liegezeiten

	I	II	III	IV	V
Verweildauer (Tage) gemittelt	3,6	8,7	ca. 4	4,8	15,8

Von besonderem Interesse ist ein Verweilzeitvergleich zwischen den intramuralen (II) und extramuralen (III) psychiatrischen Kriseninterventionsstationen, denn obgleich sich II und III hinsichtlich räumlicher Struktur, Teamzusammensetzung, Arbeitsweise und insbesondere Patientengut nicht wesentlich unterscheiden, ist die Verbleibdauer in den extramuralen Einrichtungen nur halb so lang wie auf den Interventionsstationen innerhalb eines Krankenhauses. Es läßt sich nur spekulieren, ob diese Differenz lediglich auf einer strikteren Handhabung eines Verbleibmaximums (1 Woche) in III beruht, oder ob die extramurale Eigenständigkeit von III nicht per se ein Motivans rascherer Intervention darstellt, während sich andererseits die Einbindung in den Krankenhausbetrieb bei II eher nivellierend auswirkt.

Unterscheiden sich II und III hauptsächlich in den Verweilzeiten, so ist bemerkenswert, daß die extramuralen psychiatrischen und psycho(-sozialen) Krisenzentren, also III und IV, die ja in Team- und Klientelzusammensetzung ganz erheblich differieren, sich nun gerade in der Verbleibdauer nicht unterscheiden. Auch hier lediglich Ausdruck einer in III wie in IV ebenso rigide begrenzten Verweilzeit, oder doch Indiz dafür, daß Krisenintervention eine weitgehend unspezifische Therapiemodalität darstellt, die in den verschiedensten Krisensituationen gleichermaßen zur Anwendung kommen kann?

Die längeren Verweilzeiten der (psycho-)sozialen Opvangcentren (V) (insbesondere Oikonde Gent, Oikonde Leuven), deuten auf den längerfristigen, kaum rasch behebbaren Charakter einer zwar krisenhaft verschärften, aber doch präexistent-untergründigen sozialen Problematik hin.

4.2 Aufnahmegrund und Interventionsmodalitäten
(Tabellen 4.7 und 4.8)

Tabelle 4.7. Synopsis der Aufnahmegründe; Ausmaß der pharmakologischen Intervention [in %]

			Psychose	Neurotische Dekompensation	Anpassungsstörung	Alkohol/Drogen	Suizidversuch	Psychopharmaka
I	RPTC	Edinburgh					100	(+)
	SAS	Heidelberg	14	14	40	23	62	10
	RdI	München					100	(+)
II	MPI	München	13	19	32	27	35	(+)
	BKH	München	5	15	10	15	55	(+)
	Beth.	Dortmund	8	>— 66 —<		24	unbekannt	
	Am Urban	Berlin	5	10-15	60-65	10	50	(+)
	Steglitz	Berlin	36	15[b]		13	31	
	AZ	Groningen	23	32[b]		18	24	35
	AZ	Leuven	+	++	++	+	50	+
III	KC	Amsterdam	>—— ACS[d] ——<			keine	40	+
	CIC	Den Haag	30	50		15	30-40	50
IV	CIC	Haarlem	>— 2 —<		80	7	4	
	KOC	Maastricht		>— c —<		8	4[a]	
	KC	Rotterdam		>——— c ———<				
	KOC	Gent	>— 6[e] —<		62	7	3	+

[a] Inkl. Selbstmorddrohung
[b] ICD 300/301 (Neurosen und Persönlichkeitsstörungen)
[c] Vor allem psychosoziale Probleme
[d] ACS: Acute Crisis Syndrome
[e] Borderline

Tabelle 4.8. Zusammenfassung der Aufnahmegründe [in %]

	II	III	IV
Psychose	15	++	(+)
Neurotische Dekompensation	19	++	+
Anpassungsstörung	(+)++	(+)+	(+)+++
Alkohol/Drogen	18	–[a]	7[b]
Suizidversuch	41	ca. 40	ca. 4[b]

[a] Nur Den Haag (15%)
[b] Ohne Rotterdam

4.2.1 Suizidversuch und Krisenintervention

Die psychiatrische Akutversorgung von Selbstmordpatienten ist essentieller Bestandteil nichtambulanter Krisenintervention, muß geradewegs zum Schwerpunkt werden angesichts einer Suizidentenversorgung, die weitgehend als unbefriedigend empfunden wird.

Die vorgestellten Interventionsmodelle sollen Anlaß sein, zu einigen praktikablen Vorschlägen zur Verbesserung dieses Versorgungssektors zu gelangen.

Obgleich nach verschiedenen Statistiken 50–70% der Selbstmordpatienten als deutlich psychisch gestört eingestuft werden müssen (Möller et al. 1982) bzw. nur 30% psychiatrisch symptomfrei sind (Gibbons et al. 1979), scheint eine regelhafte Einweisung aller Suizidenten in eine psychiatrische Klinik zur Sicherung einer frühestmöglichen und umfassenden psychiatrischen Betreuung mehr Nachteile als Vorteile zu bringen (Böhme 1980). Zudem liegt die Rate der Suizidenten, die nach psychiatrisch-konsiliarischer Evaluierung dann tatsächlich einer psychiatrischen Aufnahme bedürfen, mit 9 (Hawton et al. 1979) bis 15% (Gibbons et al. 1979)[26] relativ niedrig.

Andererseits ist die herkömmliche Art der Suizidentenversorgung, die Entgiftung bzw. chirurgische Versorgung innerhalb eines Allgemeinkrankenhauses mit weitgehend somatischer Zielsetzung alles andere als zufriedenstellend. Der konsiliarische Psychiater, fallweise, wenn überhaupt geholt, dient hauptsächlich der formalen Absicherung der Entlassung, sein Behandlungsangebot hat ebenfalls vorwiegend formalen Charakter (Böhme 1980), die Inanspruchnahme empfohlener Nachbetreuungsmaßnahmen ist niedrig (Möller et al. 1978).[27]

Es lag daher nahe, durch sog. psychiatrische Liaisondienste, also durch die feste Stationierung eines Teams aus Psychiatern, Sozialarbeitern und z. T. Psychologen auf der Intensivstation eine angemessene psychiatrische Versorgung aller eingelieferten Selbstmordpatienten sicherzustellen, ohne indes auf das Instrument „Psychiatrische Klinik" angewiesen zu sein. Drei derartige Einrichtungen in München, Heidelberg und Edinburgh wurden vorgestellt.

Gegenüber der herkömmlichen Methode der Suizidentenbetreuung besitzen psychiatrische Liaisondienste, wie Lauter (1982) darlegt, eine Reihe von Vorteilen: Statt der üblichen internistischen Vorselektion sieht der Psychiater alle eingelieferten Suizidenten; statt lediglich Alibi zu sein, ist der Psychiater gleichberechtigter Partner im gemeinsamen administrativ-juristischen Entscheidungsprozeß; statt starrer Konsiliartermine kann die Festlegung des Erstinterviews flexibel erfolgen; fehlender Zeitdruck, Abstimmung psychiatrischer und internistischer Behandlungsaspekte und frühzeitige Einbeziehung des familiären und sozialen Umfeldes erlauben differenzierte Diagnostik, unmittelbare therapeutische Intervention und rechtzeitige Einleitung geeigneter Nachsorgemaßnahmen; der Suizident selbst erlebt die psychiatrische Intervention nicht als diskriminierend, zugleich können stigmatisierende psychiatrische Verlegungen auf ein Mindestmaß reduziert werden; und schließlich baut die feste internistisch-psychiatrische Zusammenarbeit gegenseitige Vorurteile ebenso ab wie latente Aggressionen des therapeutischen Teams gegenüber den Selbstmordpatienten.

Angesichts des nicht unerheblichen Kostenaufwands des Liaisonmodells sei - trotz dieser ja unbestreitbaren Vorzüge - die Frage nach seiner tatsächlichen Effektivität gestattet. Drei Fragenkomplexe ergeben sich in diesem Zusammenhang:

a) Sind nur Psychiater in der Lage, zuverlässig psychischen Status und Rezidivrisiko des Suizidenten zu beurteilen?
b) Sind die unmittelbare psychiatrische Intervention an Ort und Stelle und
c) die vom Liaisonteam eingeleiteten Nachbetreuungsmaßnahmen katamnestisch als effizienter zu bewerten verglichen mit der üblichen Routinebehandlung?

ad a.
Ein Vergleich des „assessment“ von intoxikierten Suizidpatienten durch entsprechend geschulte und supervidierte Krankenschwestern einerseits, durch gleichermaßen trainierte Ärzte (5 Psychiater, 3 Allgemeinärzte) andererseits ergab keine signifikanten Unterschiede (Catalan et al. 1980).[28] Suizidpatienten, die von einem speziell ausgebildeten internistisch-medizinischen Team evaluiert wurden, hatten keine höheren Rezidivquoten als die von Psychiatern evaluierten (Gardner et al. 1977), die Zahl der zur psychiatrischen Weiterbehandlung verlegten Patienten war bei Internisten und Psychiatern gleich (Gardner et al. 1978).

ad b.
Patienten, die nach einem Suizidversuch in das Regional Poisoning Treatment Center (RPTC) der Royal Infirmary, Edinburgh, eingeliefert wurden, hatten eine wesentlich geringere Wiederholungsrate als nichtaufgenommene Suizidenten, wobei es sich als gleichgültig erwies, ob die nichtaufgenommenen Patienten im weiteren zu einem Psychiater überwiesen wurden oder nicht (Kennedy 1972). Ob allerdings eine unverzügliche, noch an Ort und Stelle einsetzende psychiatrische Behandlung einen zusätzlichen Vorteil bringt,[29] ist von Lawson u. Mitchell (1972) in Zweifel gezogen worden.

Wenngleich Kreitman (1977) diese Arbeit methodisch in Frage stellt, meint er doch:

“Nevertheless the possibility must be considered that it is the temporary withdrawal of the patient from a hostile environment and the amplification of his appeal by such a significant event as being admitted to the hospital which may in fact be ‘therapeutic’” (Kreitman 1977, S. 148).

ad c.
Ein spezielles sozialpsychiatrisches Nachsorgeprogramm für Suizidpatienten des RPTC Edinburgh mit mindestens einem Rezidiv konnte zwar - verglichen mit einer

routinemäßig versorgten Kontrollgruppe - die soziale Befindlichkeit der intensiv betreuten Gruppe erhöhen, nicht aber ihre Rezidivquote senken (Chowdhury et al. 1973). Die kontrollierte Erprobung eines „task-centered casework" als spezieller Nachsorgemodalität führte zu einem vergleichbaren Ergebnis (Gibbons et al. 1979).

Andererseits konnten Greer u. Bagley (1971) zeigen, daß in ein Allgemeinkrankenhaus eingewiesene Suizidpatienten, die eine kurzfristige (max. 2 Interviews) bzw. eine längerfristige psychiatrische Behandlung erhielten, im Vergleich mit einer unbehandelten Kontrollgruppe jeweils eine signifikant niedrigere Rezidivrate hatten, wobei die länger nachtherapierte Gruppe insgesamt am besten abschnitt.[30]

Neben den Liaisondiensten, deren Bedeutung als verallgemeinerbares, also nicht auf großklinische (Universitäts-)Zentren beschränktes Modell durch die angeführten Arbeiten wohl eher in Frage gestellt denn untermauert wird, steht ein zweites Modell der Suizidentenversorgung innerhalb der Organisationsformen nichtambulanter Krisenintervention zur Diskussion. Feuerlein (1978) hatte angesichts der Schwierigkeit, bei manchen Patienten schon nach dem Erstinterview eine definitive Entscheidung über Entlassung oder Weiterbehandlung zu treffen, die Einrichtung einer eigenen Station für diese Patienten vorgeschlagen, da einerseits ihr Verbleib auf der kostenaufwendigen Intensivstation (bei den Liaisondiensten bis zu 30 Tagen) nicht mehr nötig ist, andererseits aber eine Verteilung auf gerade freie Betten verschiedener internistischer Stationen des Hauses oder gar eine Verlegung auf eine psychiatrische Station als problematisch erscheint.

Der gleichmäßig hohe Anteil von Suizidpatienten (40%), den wir im Klientel intramuraler und extramuraler psychiatrischer Krisenstationen fanden, macht deutlich, daß diese Einrichtungen das oben beschriebene Versorgungsdefizit der Suizidentenversorgung mit abdecken können, wodurch ihnen zugleich eine doppelte Funktion im System nichtambulanter Akutversorgung zukommt: Rezidivprophylaxe postsuizidaler Krisen und Sekundärprävention akutpsychiatrischer Zustandsbilder.

Das dargelegte Material zusammenfassend lassen sich folgende Forderungen an eine rationale, also nicht ideal-umfassende, aber doch bezahlbar-effektive Suizidentenversorgung stellen:

- Schwerpunktmäßige Akutversorgung aller Selbstmordpatienten einer Region oder eines Bezirks auf einer diesem Zweck vorbehaltenen Intensivstation eines zentralen Allgemeinkrankenhauses. Der Suizident nicht mehr als eher störender „Mitläufer" in diversen Intensivabteilungen; vielmehr Betonung des in sich therapeutischen Werts der Aufnahme, emotionelle Entlastung durch bewußtes „time-out".
- Versorgung durch ein im Umgang mit Suizidenten erfahrenes und geschultes Team aus Internisten/Anästhesisten und Pflegekräften. Sozialarbeiter sollten verfügbar sein.
- Verlegungsmöglichkeit diagnostisch unklarer bzw. verlängert interventionsbedürftiger Suizidenten auf eine nahegelegene psychiatrische Kriseninterventionsstation, deren psychiatrisches Personal zugleich die Intensivstation betreut.

4.2.2 Anpassungsstörung und Krisenintervention

In seinem Buch „Kurzzeit-Psychotherapie" gibt Wolberg (1983) auf die Frage, ob eine kurze stationäre Aufnahme dem Patienten in einer Krise nicht eine Atempause gebe, folgende Antwort:

> „Die Hospitalisierung sollte nur letzter Ausweg sein, da man erkennt, daß sie auf lange Zeit nur wenig erreicht. Tatsächlich wird sie von der Familie als Ausweichmöglichkeit verwendet, sich ihrer Beteiligung an der Krise nicht stellen zu müssen und auch nicht das Familienklima ändern zu müssen, das ursprünglich die Krise förderte"[31] (Wolberg 1983, S.354).

Stellt Wolberg (1983) nicht die Existenz der beschriebenen Krisenzentren grundsätzlich in Frage; deutliche Absage also an diese Form nichtambulanter Akutversorgung?[32] - Oder ein Mißverständnis, ein Übersetzungsmißverständnis, weil „crisis" und „crisis intervention" des amerikanischen Originals (1980) eben nicht einfach mit „Krise" und „Krisenintervention" übertragen werden können, der Unterschied mehr als akademisch ist?

„Crisis", da wird Bezug genommen auf Caplans Definition der (emotional) crisis, ist von kurzfristigem Balanceverlust als Reaktion auf einen „hazardous event" die Rede, entsprechend ist „crisis intervention" eine ursprünglich auf dieses Phänomen zugeschnittene Therapieform. Keine Frage, daß die ersten amerikanischen Einrichtungen, die das „intervention"-Konzept pionierhaft in die Praxis umsetzten, z. B. Caplans Wellesley-Projekt (1946), Bellaks Trouble Shooting Clinic (1958), Jacobsons Benjamin Rush Center for Problems of Living (1962), ambulant konzipiert waren; kein Wort von einer auch nur kurzstationären Behandlung.

Mit der Zeit stellte sich jedoch heraus, daß selbst in ambulanten Einrichtungen die „reinen" Krisen in der Minderzahl sind, in der Poliklinik der Psychiatrischen Universitätsklinik Oslo etwa machen sie gerade 12% aus. Nicht zuletzt, weil mit der strikten Anwendung der Theorie von Caplan (1961, 1963, 1964) und den ihr impliziten Handlungsanweisungen kaum der Hälfte der Patienten geholfen werden konnte, mußte das Konzept des rein ambulant orientierten Krisiscentrum Overvecht (Utrecht) nach 4 Jahren grundlegend geändert werden. Der Idealtypus des gut adaptierten, lediglich durch ein unerwartetes Ereignis aus dem Gleichgewicht gebrachten Patienten fand sich allzu selten, viel häufiger dagegen waren Menschen mit langfristigen, von Zeit zu Zeit sich verschlimmernden psychischen Störungen (Donker 1982).

Cooper (1979) kam in seinem WHO-Report zu einem ähnlichen Resumée. Auch die eigenen Eindrücke des Autors unterstreichen die allenthalben beobachtbare Tendenz einer zunehmenden Bedeutungslosigkeit der „klassischen" Crisis theory für die tägliche Arbeit der Krisenzentren, obgleich gerade diese Theorie bei manchen Einrichtungen wesentlichstes Stimulans ihrer Gründung war. Noch weniger anwendbar erweist sich die Crisis theory in der klinischen Praxis einer psychiatrischen Akutaufnahmestation, selbst wenn diese explizit „crisis-oriented" ist (Beck u. Worthen 1972; Kennedy u. Hird 1980).[33]

Die Anpassungsstörungen, die ja, wie der Vergleich der einzelnen Einrichtungen zeigte, (s. Tabellen 4.7 und 4.8), einen erheblichen Anteil der Arbeit psychiatrischer und psychosozialer (v. a. IV) Krisenzentren ausmachen, sind also kaum je Krisen im Sinne von Caplan (1963), vielmehr scheinen die Übergänge zu neurotischen

Dekompensationen fließend. Wolbergs (1983) Äußerung zielt insofern an diesen Einrichtungen vorbei.

Wenn nun aber die Postulate der Crisis theory mangels ihr entsprechender Patienten ihre Gültigkeit in praxi verlieren, wenn es also nicht mehr stimmt, daß die unmittelbare Intervention eine vollständige Readaptation bewirken kann, einfach, weil das Anpassungsvermögen schon zuvor vermindert war, fördern dann die Krisenzentren nicht lediglich eine „Drehtürpsychiatrie"? Was als Vorwurf klingt, kann aber auch zum Programm werden: Die Funktion der Krisenzentren läge dann gerade darin, durch Intervention in den unvermeidlich wiederkehrenden Krisen das Schlimmste, psychische Fehlentwicklung und lange Hospitalisation, zu verhindern, um dem Patienten so weit wie möglich den Verbleib in seinem Lebensmilieu zu gestatten, unterstützt nur mit ambulanten Mitteln.

4.2.3 Akutpsychose und psychiatrische Intervention

Neben Suizidenten und psychoneurotischen Krisenpatienten gewinnen - zumindest in einigen Einrichtungen - akutpsychotische Patienten als 3. Behandlungsgruppe zunehmende Bedeutung.

Insbesondere die extramuralen psychiatrischen Krisenzentren sehen ihre Hauptaufgabe mittlerweile in der Abwendung einer regulären stationären Aufnahme bei ausgesprochen schweren akutpsychiatrischen Zustandsbildern (vgl. Wandel in Patientenzusammensetzung und Zielstellung des Krisiscentrum Amsterdam, 3.2.1), entsprechend höher ist der Anteil dieser Patienten im Vergleich mit den intramuralen Krisenstationen (s. Tabelle 4.8). Um so bemerkenswerter, daß die extramuralen Krisenzentren auch unter diesen Umständen mit einem durchaus strikt gehandhabten Verbleibmaximum von einer Woche auskommen, während es auf den Kriseninterventionsstationen (II) gerade die psychotischen Patienten sind, deren Aufenthaltslänge die übliche Verweilzeit am deutlichsten überschreitet (s. z. B. Dorn u. Berzewski 1979) (Abb. 4.2).

Eine gesicherte Bewertung der tatsächlichen Hospitalisierungsprävention bei akuten Psychosen durch nichtambulante Krisenzentren ist kaum möglich, die Rate der anschließenden psychiatrischen Verlegungen - denkbares Effektivitätsindiz - wird im allgemeinen nicht getrennt erhoben. Nach Auskunft schwankt sie zwischen 30-50%.

Da es insgesamt als problematisch erscheint, akutpsychotische Verläufe regelhaft in zeitlich fixierte Behandlungsschemata einzupassen - zudem sind die Befunde über das Ausmaß der kurzfristigen psychopharmakologischen Beeinflußbarkeit akuter endogener Psychosen (z. B. Anderson et al. 1976; Hamill u. Fontana 1975; Quitkin et al. 1975) widersprüchlich, die als notwendig angesehene Behandlungsdauer schwankt zwischen 3-5 Tagen (Weisman et al. 1969) und 4 Wochen (Quitkin et al. 1975) -, da also zeitliche Flexibilität im Umgang mit Akutpsychosen gefordert ist, erhebt sich die Frage, ob gerade das nichtambulante Krisenzentrum der geeignete Ort einer schwerpunktmäßigen Versorgung dieser Patienten sein kann. Wird eine protrahierte stationäre Behandlung notwendig, muß entweder die Kontinuität der Behandlung durch eine Verlegung unterbrochen werden oder aber das Krisenzentrum läuft Gefahr, sein spezifisches Profil zu verlieren. Da zudem das Vorhan-

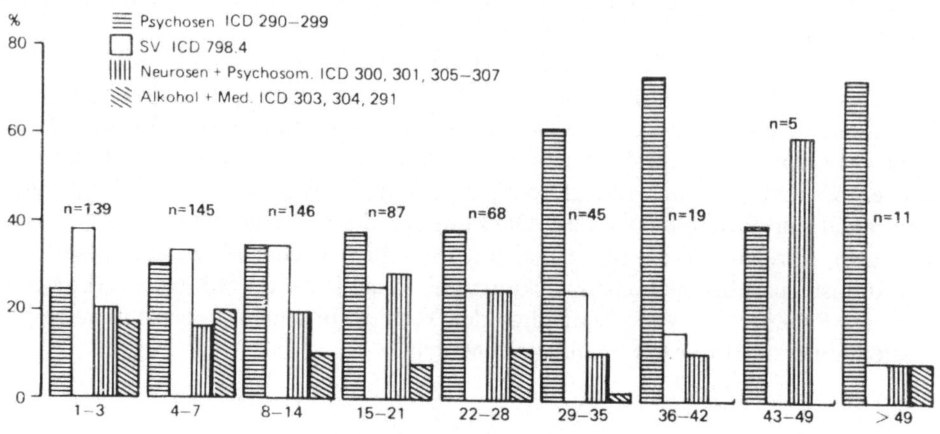

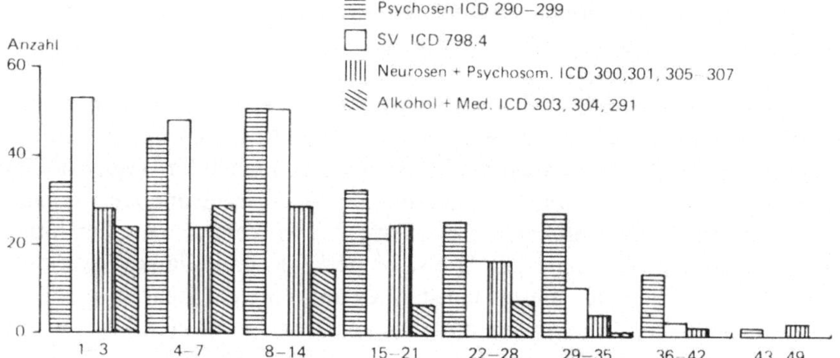

Abb. 4.2. Liegezeit und Diagnosegruppen von 665 Patienten; Erhebungen auf der Krisenstation des Klinikums Steglitz, Berlin. (Aus Dorn u. Berzewski 1979)

densein eines multidisziplinären Teams nicht in dem Maße erforderlich scheint wie bei anderen, nichtpsychotischen Krisenpatienten, lassen sich insgesamt wenig Gründe finden, einer generellen Verlagerung der Akutversorgung endogener Psychosen von den herkömmlichen psychiatrischen Aufnahmestationen in Krisenzentren das Wort zu reden - insbesondere, wenn erstere Teil eines Allgemeinkrankenhauses oder einer innerstädtischen psychiatrischen Klinik sind.

Krisenintervention und Psychose lassen sich noch unter einem anderen Gesichtspunkt in Zusammenhang bringen: Hinweise auf eine Beteiligung situativer Faktoren bei der Auslösung endogener Psychosen (z. B. Brown u. Birley 1970; Myers et al. 1971, 1975; Harder et al. 1980) erlauben die Frage, inwieweit eine rechtzeitige, jetzt aber nicht pharmakologische, sondern explizit psychosoziale Intervention den späteren Ausbruch der Krankheit verhindern kann. Eine derartige Intervention, für deren Erfolg sich nach Häfner (1976, zit. in Häfner u. Helmchen 1978) allerdings bislang keine Beweise erbringen ließen, hätte wohl hautpsächlich ambulant, an Ort und Stelle zu erfolgen. Die hier beschriebenen Krisenzentren besäßen in diesem Bereich dann allenfalls eine untergeordnete Rolle.

4.2.4 Abhängigkeitsprobleme und Krisenintervention

Patienten mit Alkohol-, Drogen- und/oder Medikamentenproblemen machen, wie die Übersicht zeigte (s. Tabellen 4.7 und 4.8), bei den Patienten der Krisenzentren einen gar nicht so geringen Anteil aus (7%-27% in II-IV), einen größeren jedenfalls als man nach der so gut wie einhellig geäußerten Meinung hätte erwarten können, daß nämlich gerade Suchtpatienten am wenigsten von den besonderen Modalitäten der Krisenintervention profitieren. Hauck u. Wegener (1980) fanden dann auch in einer katamnestischen Untersuchung am Kriseninterventionszentrum des KH Am Urban, Berlin, daß dessen Effektivität bei Abhängigen am geringsten war.

Suchtpatienten sind in hohem Maße krisengefährdet, das erklärt ihre nicht unerhebliche Zahl in den einzelnen Einrichtungen; ihre Problematik hat jedoch ausgesprochen langfristigen Charakter, so daß eine punktuelle Intervention, ggf. eine Entgiftung, kaum bleibenden Erfolg haben werden, wenn nicht zugleich die Motivation zu einer grundsätzlichen Neuorientierung, zum Beginn einer Entzugstherapie etwa, gelingt; doch gerade das scheint in der zur Verfügung stehenden knappen Zeit kaum möglich.

Zwei Auswege aus diesem Dilemma bieten sich an. Für jeden ein Beispiel: Entweder die Aufnahme von Patienten mit einer vorrangigen Suchtproblematik wird generell abgelehnt, insbesondere wenn andere, spezialisierte Einrichtungen am Ort vorhanden sind (Krisiscentrum Amsterdam), oder die Dynamik der aktuellen Krise wird ausgenützt, um den Abhängigen durch eine dann aber ganz auf diese Patientengruppe zugeschnittene, 3- bis 4wöchige Intervention auf eine langfristige Entwöhnung zu motivieren und vorzubereiten (Crisisinterventiecentrum „De Ark“, Gent).

4.2.5 Zur Technik

4.2.5.1 Kurztherapie

Die psycho- und soziotherapeutischen Verfahren, die in den Krisenzentren Anwendung finden, bewegen sich allesamt innerhalb eines Kontinuums von „here and now“-Management und tiefenpsychologisch orientierter Kurzpsychotherapie. Die Übergänge sind fließend, die Unterschiede eher gradueller denn prinzipieller Natur, bestimmt vorwiegend durch den therapeutischen Hintergrund, den Ausbildungsstand und den Professionalisierungsgrad der jeweiligen Mitarbeiter. Eine reguläre psychoanalytische Fokaltherapie scheint im „setting“ einer Kriseninterventionsstation nicht durchführbar (Fürmaier 1984). Einzelgespräche, Einbeziehung der Konfliktpartner und flankierende soziale Hilfen stehen im Vordergrund der Arbeit; ergänzend können Gruppensitzungen und physisch-mentale Entspannungsübungen hinzutreten.

Zum Interventionsrepertoire der psychiatrisch geführten oder mitbetreuten Krisenzentren (I-III) gehören 2 weitere Maßnahmen, die einer kurzen eigenen Betrachtung unterzogen werden sollen: Psychopharmaka und Zwangsmaßnahmen.

4.2.5.2 Psychopharmaka

Ganz allgemein läßt sich die Tendenz zu einer äußerst restriktiven Anwendung medikamentöser Hilfen beobachten (s. Tabelle 4.7). Die pharmakologische Intervention beschränkt sich fast ausschließlich auf Akutpsychosen und Entzugssyndrome, ein regelmäßiger Einsatz von Tranquilizern bei psychischen Krisen wird als obsolet angesehen. Insofern bemerkenswert, als in der Literatur im allgemeinen der positive Einfluß einer unterstützenden Medikation in Krisen betont wird. Nach Kernberg (1978, S. 157) können Pharmaka bei akuter Krisenintervention und mehr auf Symptombesserung ausgerichteter Kurztherapie einen wichtigen Teil der Behandlungsstrategie bilden, Bellak (1977) vergleicht gar die Rolle psychotroper Substanzen für den Therapeuten mit der von Anästhetika für den Chirurgen. Psychopharmaka sollen zudem die „Regression im Dienst des Ichs" erleichtern (Heuser et al. 1980).

Besteht aber andererseits nicht die Gefahr, daß der Patient die Applikation von Arzneimitteln in der Krise als Zurückweisung empfindet, ja als „chemische Zwangsjacke", wenn etwa ein massiv sedierendes Pharmakon zum Hauptbestandteil einer akuten Suizidprophylaxe wird (Feuerlein 1978)?

Der sparsame Umgang mit Psychopharmaka erklärt sich wohl auch aus dem Selbstverständnis der Krisenzentren, durch intensiven therapeutischen Einsatz nämlich gerade eine Alternative zu einer eher unpersönlichen Tablettenverabreichung zu bieten.

Boman et al. (1981) konnten in einer kontrollierten Studie zudem zeigen, daß die Hinzufügung eines Tranquilizers (Lorazepam) zu einem stationären Interventionsprogramm bei psychischen Krisen keine katamnestisch meßbaren Effekte hatte, weder positiver noch negativer Art.

4.2.5.3 Zwangsmaßnahmen

Trotz der Zusammenballung eines erheblichen affektiv-eruptiven Spannungspotentials in den Krisenzentren wirkt die Binnenatmosphäre im allgemeinen einigermaßen entspannt und ruhig, instabil ruhig zwar, aber doch selten explosiv. Nur in Ausnahmefällen muß etwa die Polizei geholt werden.

Abgesehen von der geschlossenen Notfallstation des Bezirkskrankenhauses Haar (hier z. T. Zwangseinweisungen nach dem Bayerischen Unterbringungsgesetz) werden die psychiatrischen Krisenzentren (II, III) offen geführt. In dem Maße jedoch, in dem schwere psychiatrische Zustandsbilder zum Hauptbestandteil der Arbeit werden, sind zusätzliche Sicherungsmaßnahmen (Isolierzimmer, Videoüberwachung etc.) installiert.[34]

4.3 Zugangsweg und Weiterverweisung

Etwa ⅓ der Patienten psychiatrischer Liaison- und Kriseninterventionsstationen war schon früher in psychiatrischer Behandlung, ebenso hatten die meisten Klienten psychosozialer Krisenzentren schon zuvor Kontakt mit Sozialarbeitern, Fürsorgeeinrichtungen u. ä.

Andererseits wird kaum eine Intervention beendet - insbesondere nicht in psychiatrischen Einrichtungen - ohne daß nicht zugleich irgendeine Form der Nachbetreuung eingeleitet wurde. In Groningen werden gerade 2% der Patienten des Crisiscentrum als nicht nachsorgebedürftig angesehen, auf der Kriseninterventionsstation des Klinikums Steglitz, Berlin, sind es 5%, von den Patienten der psychiatrischen Aufnahmestation des Max-Planck-Instituts München bleiben lediglich 12% ohne Weiterbetreuung.[35]

Tabelle 4.9. Zugangswege der Krisenzentren [%]

			Selbsteinweisung	Angehörige, Freunde	Polizei	Hausarzt, anderer Arzt	Nervenarzt	Wohlfahrtseinrichtung, Sozialdienst u. ä.	Krankenhaus	Frühere psychiatrische Behandlung
I	RPTC	Edinburgh	+	+	+	+	+	+	+	35
	SAS	Heidelberg	+	+	+	+	+	+	+	12
	RdI	München								45
II	MPI	München	12			13	13		62	
	BKH	München	+	+	++(+)	+	+	+	+	ca. 30
	Bethanien	Dortmund	+	+	+	+	+	+	+	unbekannt
	Am Urban	Berlin	ca. 10	+	+	ca. 8	+	+	50[a]	ca. 10
	Steglitz	Berlin				unbekannt				
	AZ	Groningen	≻ 6 ≺		4	33	12[b]	9	33	39
	AZ	Leuven	≻ (+) ≺		–	+	+	+	50[a]	unbekannt
III	KC	Amsterdam	–	–	–	–	53[c]	–	47[d]	43
	CIC	Den Haag	–	–	–	–	100[c]	–	–	unbekannt
IV	CIC	Haarlem	≻ 45 ≺		12	10	1	5	4	ca. 20
	KOC	Mastricht	≻ 46 ≺		11	6	11	24	–	unbekannt
	KC	Rotterdam	43	9	20	3	4	19	2	unbekannt
	KOC	Gent	24	16	17	12	2	22	6	unbekannt
V	Oik.	Gent	5	9	3	–	–	70	–	unbekannt
	Oik.	Leuven	23	6	13	–	–	50	8	unbekannt
	COK	Antwerpen	14	3	10	≻ 3 ≺		68	≻—≺	unbekannt

[a] Via Rettungsstelle des eigenen Krankenhauses
[b] Sozialpsychiatrischer Dienst
[c] Gemeindepsychiater
[d] Via Notaufnahme des benachbarten Wilhelmina Gasthuis

Die 3 Beispiele, die sich beliebig fortsetzen ließen, machen deutlich, daß Krisenzentren nicht isoliert, getrennt von den übrigen Versorgungsstrukturen gesehen werden können. Da die Patienten nicht einfach als „geheilt" entassen werden, ist die Einbindung des Krisenzentrums in ein engmaschiges Netz komplementärer Nachsorgemöglichkeiten geradezu eine conditio sine qua non einer langfristig erfolgreichen Intervention. Anhand der in den Tabellen 4.9 bis 4.12 und in Abb. 4.2 zusammengefaßten Zugangs- und Weiterleitungswege der einzelnen Krisenzentren bzw. ihrer kategorialen Obergruppen soll versucht werden, die verschiedenen Verweisungskanäle in diesem Beziehungsgefüge etwas näher zu untersuchen.

Tabelle 4.10. Zugangswege in den einzelnen Kategorien. [In %]

	I	II	III	IV	V
Selbsteinweisung	+	~9 (Selbsteinweisung und Angehörige, Freunde zusammen)	-	46 (Selbsteinweisung und Angehörige, Freunde zusammen)	14
Angehörige, Freunde	+		-		6
Polizei	+	+[a]	-	15	9
Hausarzt; anderer Arzt	+	+	-	8	-
Nervenarzt	+	+	+ + +[b]	5	-
Wohlfahrtseinrichtung, Sozialdienst u. ä.	+	+[c]	-	18	63
Krankenhaus	+	49	(+)[d]	4[e]	(+)[f]

[a] Ohne MPI München, AZ Leuven
[b] Gemeindepsychiater
[c] Ohne MPI München
[d] Nur Amsterdam
[e] Ohne Maastricht
[f] Ohne Oikonde Gent

Ein Vergleich des Anteils von selbst- bzw. angehörigenvermittelten Einweisungen zeigt eine erhebliche Differenz zwischen (I),[36] II, V einerseits und IV andererseits. Das Krankenhausambiente auf der einen Seite, Niederschwelligkeit und Extramuralität auf der anderen Seite, könnten den Unterschied zwischen II und IV erklären. Die Divergenz zwischen IV und V mag zum einen daher rühren, daß die Klienten von V nicht zum geringsten ortsfremde Nichtseßhafte sind (die meisten Selbsteinweisungen sind hier Wiederaufnahmen), zum anderen daher, daß die Klienten, erlahmt vom endlosen „opvangcircuit", ihrer eigenen Notlage relativ indolent gegenüberstehen.

Die Zahlen scheinen diese Mutmaßung insofern zu stützen, als die Einweisungsrate via Institutionen, verglichen mit IV, in V ungleich höher liegt; sie macht, wie in II rund die Hälfte aller Zugänge aus. Erhalten die (psycho-)sozialen Krisenzentren ihre Klienten v. a. über Wohlfahrtseinrichtungen, Sozialdienste u. ä., so ist für die psychiatrische Krisenstation die Notaufnahme des (eigenen) Krankenhauses die wichtigste Einweisungsinstanz.

Bei der Einlieferung durch die Polizei handelt es sich bei II z. T. um Zwangseinweisungen, bei IV und V dagegen werden durch die Polizei (meist in enger Kooperation mit den Krisenzentren, z. B. AMOK Antwerpen, CIC Antwerpen) v. a. auf der Straße aufgegriffene „runaways", Nichtseßhafte etc. zur vorläufigen (und freiwilligen) Unterbringung eingewiesen.

Der Anteil des Hausarztes unter den einweisenden Instanzen liegt bei II und IV fast gleichmäßig um 10% (Ausnahme Groningen 33%), der der Nervenärzte noch etwas darunter. Inwieweit der niedergelassene Arzt, im besonderen der praktische Arzt, im Vorfeld einer nichtambulanten Krisenintervention überhaupt eingeschaltet wird und ob die vielfach betonte Bedeutung des Hausarztes gerade in der primärpsychiatrischen Versorgung auch in diesem Bereich zum Tragen kommt, läßt sich anhand der vorliegenden Zahlen schlecht beurteilen.

Eine gesonderte Betrachtung verdient die Regelung des Zugangs in den beiden extramuralen psychiatrischen Krisenzentren (III).

Einweisungsberechtigt ist nur der städtische, auch mobil eingreifende Psychiater (in Amsterdam zusätzlich die Notaufnahme des unmittelbar benachbarten Wilhelmina Gasthuis). Ein derartiges Organisationsmodell, bei der die Selektionsfunktion weitgehend auf eine vorgeschaltete externe Instanz übertragen wird, kann, wie die beiden niederländischen Beispiele zeigen, problemlos funktionieren, wenn folgende Voraussetzungen gegeben sind: Ein im Krisenmanagement erfahrener externer Psychiater, der dank eines intensiven Informationsaustausches mit den internen

Tabelle 4.11. Weiterverweisungswege [%]

			Nach Hause, Familie	Ambulante Nachbetreuung	Hausarzt	Stationäre Nachbetreuung	Heim u.ä.	Anderes
I	RPTC	Edinburgh	85-90			10-15		
	SAS	Heidelberg	87	[ca. 65]	[ca. 13]	10	3	
	RdI	München	80	[73]		18		2
II	MPI	München	83	[60]	[11]	16		1
	BKH	Haar	80	[10][a]		15	5	
	Bethanien	Dortmund	unbekannt					
	Am Urban	Berlin	≻— 70-80 —≺		[20]	20-30		
	Steglitz	Berlin	87	[82]		13		
	AZ	Groningen	75-80	[47]	[10]	25		7
	AZ	Leuven	≻— ca.75 —≺			ca. 25		
III	KC	Amsterdam	≻— 56 —≺			26	8	10
	CIC	Den Haag	≻— 65 —≺			27		8
IV	CIC	Haarlem	65	[12]	[3]	7	10	8
	KOC	Maastricht	55-75	[25]		5	22	
	KC	Rotterdam	68	[35]	[2]	7	25	
	KOC	Gent	58	[18]		5	13	24
V	Oik.	Gent	63				20	17[b]
	Oik.	Leuven	46			3	15	36[c]
	COK	Antwerpen	61			3	17	22[d]

[a] Eigene Ambulanz

Vorzeitig weggeblieben:

[b] 14

[c] 27

[d] 13

Mitarbeitern genau über die therapeutischen Möglichkeiten und Grenzen des Krisenzentrums Bescheid weiß, eine durch enggefaßte Zugangskriterien stark selektionierte Patientengruppe und ein im Umgang mit diesen Patienten erfahrenes Interventionsteam.

Während die frei zugänglichen Krisenzentren (v. a. IV) gerade durch ihre Niederschwelligkeit nicht unerheblich in ambulante Interventionen involviert werden und zugleich Gefahr laufen, neben der Deckung einer Versorgungslücke selbst wieder neue Bedürfnisse zu schaffen (vgl. die hohen Selbsteinweisungsquoten), stellt der Zugangsmodus der III-Krisenzentren eine interessante Alternative dar, organisatorischen Leerlauf, ungezielte Einweisungen und unnötige Aufnahmen mit vager Indikationsstellung zu vermeiden.

Das Beispiel macht aber auch deutlich, daß einer isolierten Übertragung eines bestimmten Organisationsmodells nichtambulanter Krisenintervention (z. B. extramurales psychiatrisches Kriseninterventionszentrum) in ein anderes Land insofern Grenzen gesetzt sind, als auch nach einer exakten, sozusagen maßstabsgetreuen Übertragung der Binnenstruktur des Krisenzentrums zwangsläufig immer dann Probleme auftreten müssen, wenn nicht zugleich den teilweise erheblichen Unterschieden in den Gegebenheiten des jeweiligen Versorgungssystems (z. B. Existenz bzw. Nichtexistenz eines mobilen Stadtpsychiaters) Rechnung getragen wird.

Tabelle 4.12. Weiterverweisungswege in den einzelnen Kategorien

	I	II	III	IV	V
Nach Hause	85	80	61	64	57
Ambulante Nachbetreuung	69[a]	≥60[c]	+++	23	–[b]
Hausarzt	~10[a]	~15	(+)	≤3	–[b]
Stationäre Nachbetreuung	14	20	27	6	~3[d]
Heim	–[b]	–[b]	(+)	18	17
Sonstiges	–[b]	–[b]	9	+	25[e]

[a] In RPTC Edinburgh fast nur General practitioner
[b] Nur in Ausnahmefällen
[c] Ohne Groningen (47%)
[d] Ohne Oik. Gent
[e] Insbesondere vorzeitiges Wegbleiben

Rund 80% der Patienten der psychiatrischen Liaison- und Kriseninterventionsstationen können nach Abschluß der Intervention ohne weitere stationäre Versorgung nach Hause entlassen werden, allerdings sind 60%-70% für irgendeine Form ambulanter Nachsorge vorgesehen. Bei den extramuralen Krisenzentren sinkt die Rate der nach Hause Entlassenen auf etwa ⅔, bei III z. T. bedingt durch eine größere Zahl stationärer Verlegungen (der Anteil psychotischer Patienten liegt hier auch etwas höher), bei IV und V hauptsächlich durch anschließende Verweisungen in Wohnheime, Einrichtungen der Jugendfürsorge etc. Eine Rückkehr nach Hause kommt hier oft schon deswegen nicht in Betracht, weil ein derartiger Bezugspunkt schon lange nicht mehr existiert. Motivation zu eigenständigem Wohnen und dessen Arrangement werden in diesen Fällen zur Hauptaufgabe der Intervention. So gesehen gibt der Anteil von 66%, der bei V unter der Kategorie „nach Hause“ zusammengefaßt wurde, ein etwas falsches Bild, als es sich häufig nicht um eine Rückkehr in das vertraute Lebensmilieu, sondern um den durchaus gefährdeten Versuch handelt, in einer eigenen Wohnung wieder ein selbständiges Leben zu führen.

Die hohe Anzahl von Patienten, die einer ambulanten Nachsorge bedürfen, wirft ein nicht zu unterschätzendes Organisationsproblem auf. Wie bei kaum einer anderen Institution hängt gerade bei den nichtambulanten Krisenzentren der langfristige Erfolg der eigenen Anstrengungen ganz wesentlich von der späteren Inanspruchnahme der vorgesehenen Nachbetreuungsmaßnahmen ab. Die Arbeit des Krisenzentrums darf nicht mit der Entlassung und der Mitgabe einiger Adressen ihr Ende finden. Die am Hôpital E. Herriot, Lyon, zunächst beobachtete massive Schwundrate bei der ambulanten Überweisung konnte entscheidend gesenkt werden, seit der Psychiater selbst den ersten Nachtermin fest vereinbart und der Patient ggf. direkt zu der entsprechenden Institution begleitet wird. Die geringe „drop-out“-Rate im Crisisinterventiecentrum Den Haag wird durch die ausgezeichnete Kooperation mit den nachsorgenden Instanzen erklärt. Die Rückmeldung über abgebliebene Patienten gestattet den Mitarbeitern eine realistische Einschätzung des Erfolgs der eigenen Überweisungsbemühungen.

Seit die herausragende Bedeutung der festen Terminabsprache bei der Verbesserung der Inanspruchnahme zumindest für Suizidpatienten bekannt ist (Möller et al. 1978; Möller u. Geiger 1981, 1982), sollte diese Maßnahme allgemeine Anwendung finden.

Es ist zu erwägen, ob die „compliance“ nicht dadurch zu verbessern wäre, daß entweder, wenn nur wenige Nachtermine nötig scheinen, die Nachbetreuung von den schon vertrauten Mitarbeitern des Krisenzentrums durchgeführt wird - sofern die organisatorischen und personellen Gegebenheiten dies gestatten -,[37] oder daß die nachbehandelnde Institution schon während des stationären Aufenthalts Kontakt mit ihren zukünftigen Patienten aufnimmt.

Daß die ganze Konzeption der Krisenzentren der Forderung einer „continuity of care“ prinzipiell zuwiderläuft, läßt sich nicht verkennen. Daß jedoch bisweilen psychiatrisches Erstinterview, stationäre Intervention und Nachbetreuung von 3 völlig verschiedenen Instanzen durchgeführt werden, muß keine zwangsläufige Folge dieser Feststellung sein, sondern ist, bis zu einem gewissen Grade, eher eine Frage der Organisation.

Abschließend soll Abb. 4.3 eine graphisch-synoptische Zusammenfassung der wichtigsten Beziehungsstrukturen zwischen Aufnahmegrund, Interventionsstätte und Nachsorgemodus geben.

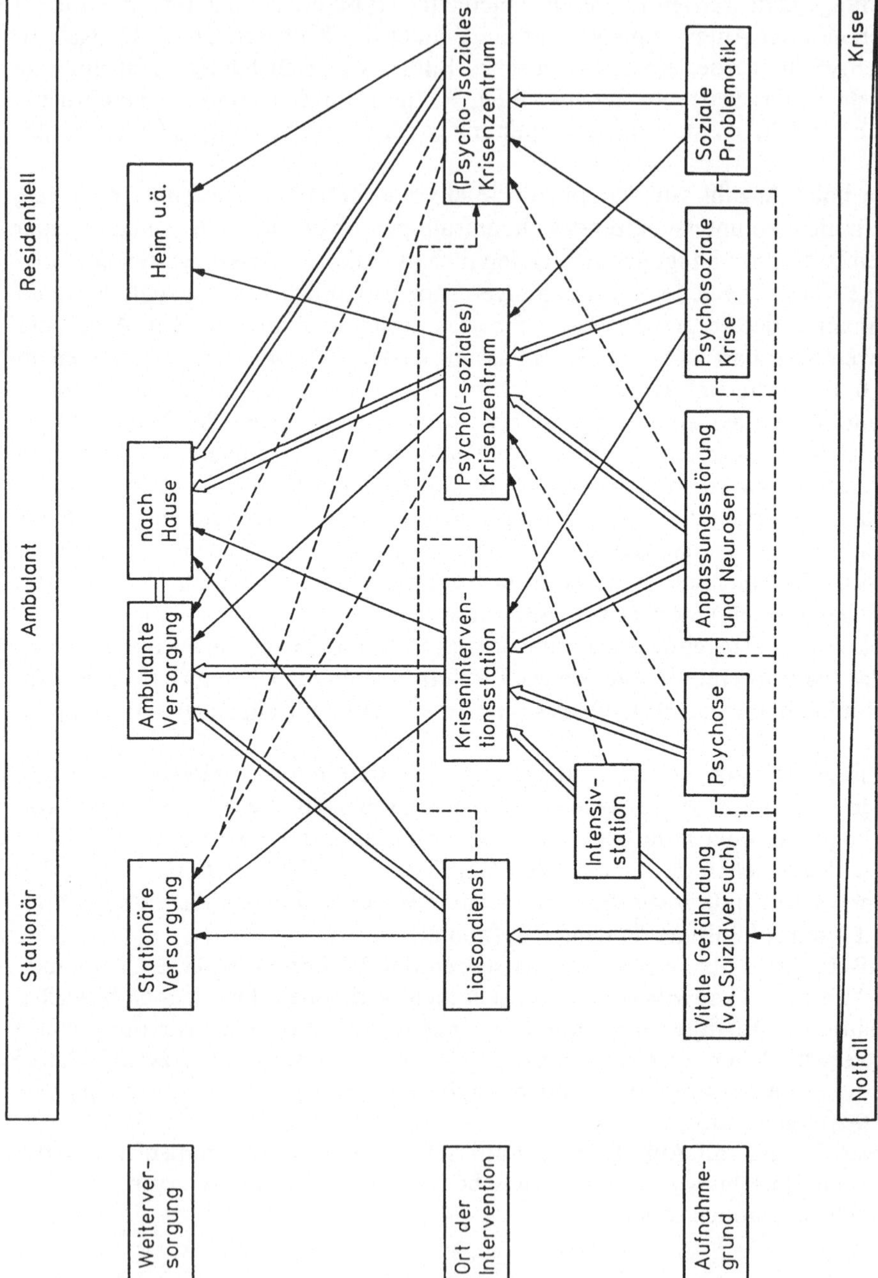

Abb. 4.3. Beziehungsgefüge

5 Krisenintervention, Notfallpsychiatrie und Gesundheitspolitik - Versuch einer Standortbestimmung

Bevor nun eine zumindest vorläufige Beurteilung des versorgungspolitischen Stellenwerts nichtambulanter Krisenintervention vorgenommen werden soll, scheint es nötig, zunächst 2 grundsätzliche Fragen abzuklären:

- Inwieweit läßt sich die Effektivität der Krisenzentren objektiv belegen? (s. 5.1)
- Inwieweit ist Krisenintervention als Verfahrensmodus überhaupt auf separate und eigenständige Einrichtungen angewiesen? (s. 5.2)

5.1 Effektivität

Soweit übersehbar, fand an den beschriebenen Krisenzentren so gut wie keine explizite Evaluationsforschung statt (Ausnahme RPTC Edinburgh). Die starke klinische Beanspruchung des Personals erlaubt kaum mehr als die Erhebung eines statistisch-deskriptiven Datensatzes, die erheblichen organisatorischen und logistischen Probleme, die sich gerade in diesem Bereich einer Follow-up-Studie in den Weg stellen - Hauck u. Wegener (1980) erhielten in einer katamnestischen Untersuchung an der Kriseninterventionsstation des KH Am Urban, Berlin, gerade von ⅓ der in Frage kommenden Patienten ausreichend Daten - lassen sich ohne zusätzliche, eigens für ein derartiges Forschungsvorhaben abgestellte Mitarbeiter kaum bewältigen.

Ein Blick in die amerikanische Literatur läßt im wesentlichen 3 Methoden der katamnestischen Evaluationsforschung von Kriseninterventionsstationen erkennen:

- Bestimmung der Wiederaufnahmeraten in einer definierten Zeitspanne nach der Entlassung (z. B. Weisman et al. 1969; Rhine u. Mayerson 1971)[38]
- Follow-up-Vergleich zwischen 2 ähnlich strukturierten Patientengruppen, von denen die eine vor, die andere nach Einrichtung (also in) einer Krisenstation behandelt wurde (z. B. Decker u. Stubblebine 1972)
- Follow-up-Vergleich zwischen 2 Patientengruppen, die entweder einer Krisenstation oder einer herkömmlichen psychiatrischen Station zugeteilt wurden (z. B. Heg et al. 1979 (randomisiert); Spaulding et al. 1976)[39]

Während diese Arbeiten, grob zusammengefaßt, insgesamt einen in der Tendenz positiven Effekt der (amerikanischen) Einrichtungen beschreiben, liegen für europäische Einrichtungen kaum vergleichbare Untersuchungen vor. Der empirisch-klinisch empfundene Nutzen der Krisenzentren mag manchem Mitarbeiter eine zusätzliche, methodisch oft problematische evaluative Absicherung als der Mühe nicht wert erscheinen lassen. So wird man Cooper (1982, persönliche Mitteilung) zustimmen können, wenn er schreibt:

"In spite of the lack of sound evidence that crisis units are effective, they are still popular and they are being set up in a number of countries. (...) I think this is the sort of service development that takes place, whether or not it is properly assessed, because it is popular and it seems reasonable to those who do the work."

Wenn der Nachweis einer langfristig wirksamen Effektivität der Krisenzentren auch weiter aussteht, soll doch anhand der in dieser Arbeit gewonnenen Zahlen versucht werden, wenigstens den kurzfristigen Erfolg der Intervention einigermaßen exakt abzuschätzen. Als Indikator sollen die Weiterverweisungswege dienen. Angesichts der Konzeption nichtambulanter Krisenintervention als vorstationärem Auffang mag die Entlassung nach Hause als erfolgreiche Prävention einer drohenden

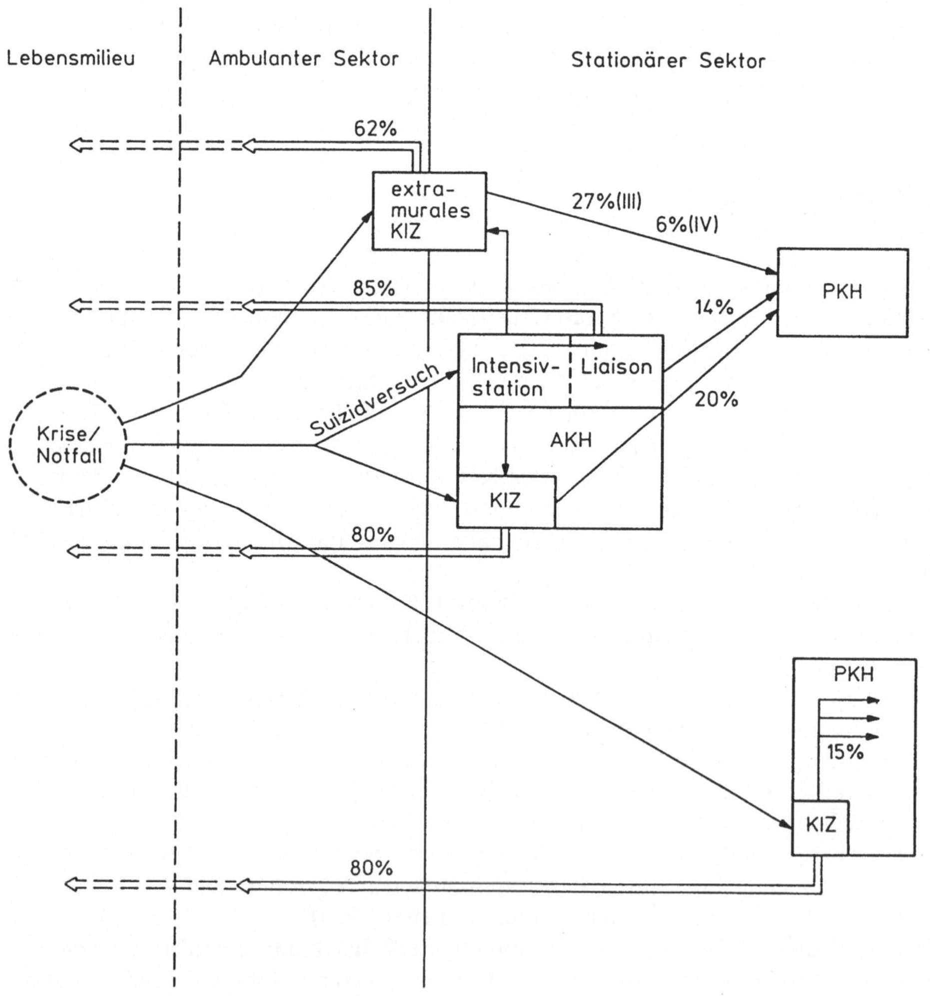

Abb. 5.1. Filterwirkung der Krisenzentren

Klinikeinweisung in begrenztem Maße als Erfolgskriterium Geltung besitzen. Die Abb. 5.1 soll Filterwirkung und Rückleitpotential des vorgeschobenen Auffangpostens „Krisenzentrum" für die verschiedenen Modelle (außer V) anschaulich machen.

Eine primär-unmittelbare Wirksamkeit wird man demzufolge den Krisenzentren nicht absprechen können. Ob die Entlassung nach Hause allerdings mehr „ideologisch" oder therapeutisch begründet ist, ob die Intervention über den Tag hinaus Bestand haben wird und ob nicht - unsere 2. grundsätzliche Frage - auch eine andere Institution ähnlich effizient, oder noch effizienter hätte eingreifen können, darüber gestatten diese Daten jedoch keinen Aufschluß.

5.2 Eigenständigkeit oder Strategie

Die Geschichte der Krisenintervention in den Niederlanden nahm mit einem 3tägigen, 1969 in Utrecht zu diesem Thema abgehaltenen Kongreß ihren Anfang. Amerikanische und in den USA ausgebildete holländische Experten berichteten über die theoretischen Grundlagen von „crisis intervention" und über die praktischen Erfahrungen, die in Übersee mit den neugegründeten Krisenzentren gemacht wurden. Die Idee jedoch, auch in den Niederlanden separate, nur auf Krisenintervention spezialisierte Zentren zu gründen, wurde, wie Donker (1982) berichtet, auf dem Kongreß entschieden verworfen; hätten damit doch bloß die bestehenden Einrichtungen eine Entschuldigung, auch weiter so „bürokratisch und träge" zu arbeiten wie bisher.[40] Krisenintervention sollte vielmehr in die Hilfsprogramme bestehender Einrichtungen integriert werden, deren Flexibilität entsprechend zu erhöhen sei (s. auch Goor et al. 1969).

Wäre dieser Empfehlung allgemein Folge geleistet worden, so würde es die vorliegende Arbeit nicht geben. Andererseits hat die „normative Kraft des Faktischen" die obigen Bedenken keineswegs außer Kraft gesetzt, ja der damalige Argwohn erscheint nachträglich mehr als gerechtfertigt, wirft man nur einen Blick auf die Aufnahmezeiten nichtambulanter Krisenzentren (Tabelle 5.1).

Tabelle 5.1. Aufnahmezeiten (in %)

Aufnahmezeiten	KC Amsterdam	CIC Haarlem	KOC Maastricht
Während der Bürostunden	35	27,7	32
Außerhalb der Bürostunden	65	68,8	68
Außerhalb des Wochenendes	70	63,5	66
Am Wochenende	30	34,5	34

Danach werden rund ⅔ der Patienten außerhalb der werktäglichen Bürostunden aufgenommen, dann also, wenn auch die ambulanten sozialpsychiatrischen Einrichtungen, da geschlossen, nicht mehr verfügbar sind. Die Frage drängt sich auf, in welchem Maße insbesondere die psychosozialen Krisenzentren bisher eine unverwechselbar-eigene Effektivität entfalten konnten, die über die unspezifische Wirkung eines Lückenbüßers hinausgeht.

Die landesweite Einführung sog. RIAGGs (Regionale Institutionen zur ambulanten geistigen Gesundheitssorge) hat mittlerweile Bewegung in das Versorgungssystem gebracht. Da jede RIAGG neben der kompletten ambulanten psychiatrisch/psychotherapeutischen Distriktversorgung auch zu einer 24-h-Bereitschaft verpflichtet ist, können und sollen die nichtambulanten extramuralen Krisenzentren in Zukunft eine spezifiziertere, voraussichtlich mehr psychiatrisch ausgerichtete Funktion wahrnehmen - etwa als in die Gemeinde vorgeschobener Satellit eines psychiatrischen Landeskrankenhauses.

Die Arbeiten von Götte u. Wegener (1982) und Elchardus et al. (1983) legen nahe, daß die Krisen- und Notfallzentren eine eigene, abgrenzbare - und somit ihre Eigenständigkeit rechtfertigende - Patientengruppe versorgen. Nach Elchardus et al. (1983) lassen sich Patienten psychiatrischer Krankenhäuser wie sektorialer Dispensaires nicht mit Patienten in Übereinstimmung bringen, die eine kurzstationäre Aufnahme in einem psychiatrisch-medizinischen Notfall- und Krisenzentrum (in diesem Fall dem Service d'urgence des Hôpital E. Herriot, Lyon) erfahren. Für ein mehr psychosozial orientiertes Krisenzentrum konnten Götte u. Wegener (1982) in einer Untersuchung auf der Kriseninterventionsstation des KH Am Urban, Berlin, nachweisen, daß sich die Patienten der Krisenstation von denen anderer psychiatrischer Abteilungen des Hauses signifikant in Diagnose, Altersaufbau und Berufszugehörigkeit unterscheiden.

Krisenintervention also mittels separater Instrumentarien, oder doch eher als „Strategie" (Lievens 1981), die darauf abzielt, durch eine Verbesserung von Organisation und Zusammenarbeit bestehender Einrichtungen eine adäquatere Akutversorgung erreichen zu können?

Ein paar Beispiele für den Einbau von Krisenintervention in schon existente Versorgungsstrukturen sollen das funktionell-strategische Verständnis von Krisenintervention verdeutlichen.

- Der Emergency Psychiatric Service, der Tag und Nacht im Emergency Room des Colorado General Hospital stationiert ist, kann mit über die Emergency-Room-Betten verfügen, die für eine maximal 24stündige Unterbringung bereitstehen. Von den in diesen Betten kurzzeithospitalisierten psychiatrischen Patienten (mittlere Liegezeit 16,5 h) konnten rund ⅔ direkt wieder nach Hause entlassen werden (Kritzer u. Pittman 1968).[41] Die provisorischen „Krisenbetten" (vgl. 3.3.4) erlauben offensichtlich, unnötige stationäre Verlegungen bis zu einem gewissen Grad abzufangen.
- Obgleich die (ambulante) Emergency Clinic des Maudsley Hospital, London, eine der ältesten Einrichtungen dieser Art in Europa, strukturell eher einer regulären Poliklinik ähnelt, hat sie, unter dem Druck eines entsprechenden Bedarfs, mittlerweile eine Reihe von Arbeitsmethoden adaptiert, die sie mit einem als solchen spezialisierten Krisenzentrum vergleichbar machen (Cooper 1979). Ein eigener Eingang, erweiterte Räumlichkeiten und die Möglichkeit, Patienten über Nacht auf einer Station, die gerade ein Bett frei hat, unterbringen zu können, lassen die Emergency Clinic Funktionen wahrnehmen, die ansonsten von separaten Krisenzentren, von „walk-in clinics" ausgeübt werden.

  "Despite its hospital base, it (the Emergency Clinic, C.A.) is now widely used by the community as evidenced by the high proportion of non-medical and self-referrals" (Lim 1981, S. 11).
- Seit 1974 wurde in der Medizinischen Klinik der Städtischen Kliniken Darmstadt, einem Schwerpunktkrankenhaus ohne psychiatrische Abteilung, ein Hilfsprogramm für die eingelieferten Suizidpatienten aufgebaut. Das Projekt wurde in das Modellprogramm „Psychiatrie" der Bundesregierung aufgenommen. Jeder Patient erhält nach der intensivmedizinischen Versorgung die Möglichkeit zu Einzelgesprächen, es gibt eine offene Patientengruppe (1mal/Woche), weiter-

führende psychosoziale Hilfen durch externe Einrichtungen werden vermittelt. Genutzt werden Betten auf allen Stationen, im Ambulanzbereich steht ein 3-Bett-Zimmer für Kurzaufenthalte bis zu 24 h zur Verfügung. Beteiligt sind alle Ärzte und Schwestern, zusätzlich 1 Psychologe und 2 Sozialarbeiter, kein Psychiater. Das Personal nimmt regelmäßig an Fortbildungsveranstaltungen teil.
Das Hilfsangebot erreichte, wie Rölz et al. (1980) berichten, rund ⅔ der Suizidenten, von 168 katamnestisch befragten Suizidpatienten hielten 3 die Teilnahme an Gruppengesprächen für förderlich (insgesamt teilgenommen hatten 21), die katamnestisch ermittelte Rezidivquote stieg nach Einführung des Hilfsprogramms von 8,2 auf 19,6%.
- Während bisher vom Einbau von Krisenintervention in einzelne Einrichtungen die Rede war, wird in einem gemeinsamen Projekt der „Arrondissementeel Welzijnsorganisme Dendermonde" und der „Nationale Vereniging voor Geestelijke Gezondheidszorg" versucht, in einem flämischen Städtchen (Dendermonde) mobile, ambulante und residentiell-stationäre Krisenintervention mit einer 24-h-Bereitschaft durch geeignete Kooperationsweisen im Rahmen bestehender Versorgungsstrukturen zu verwirklichen.
Das Projekt, bei dem mehr als ein Dutzend verschiedener Institutionen und Interessenverbände (Polizei, Jugend- und Sozialfürsorge, Hausärzte, Nichtseßhaftenheime, Krankenhäuser usw.) unter einen Hut zu bringen sind, ist noch in der Entwicklungsphase. Erste Ergebnisse bleiben mit Spannung abzuwarten.

Als weiterer Gesichtspunkt der Kontroverse Eigenständigkeit vs. Strategie erhebt sich die Frage, ob die Einrichtung einer psychiatrischen Krisenstation innerhalb eines Krankenhausbetriebs auch dann noch sinnvoll ist, wenn zugleich andere psychiatrische Abteilungen bestehen. Nach Häfner sei es

„zweckmäßiger, in einem psychiatrischen Krankenhaus mit regionalem Versorgungsauftrag die große Last der stationären Krisenbehandlung mit ihrem intensiven Nachsorgeanteil auf mehrere Stationen zu verteilen" (Häfner 1978, S. 8),

vorausgesetzt, daß alle Abteilungen eines psychiatrischen Krankenhauses direkten Zugang zu vor- und nachstationärer Betreuung einschließlich eines Sozialarbeiters haben. Diese Forderung sei in jeder Hinsicht sinnvoll, da auch die mittel- und langfristig behandelten Patienten zu einem wesentlichen Anteil sozialer Hilfe bedürften. Andererseits könnten bei diesem System die Ärzte versucht sein, Krisenpatienten länger als notwendig zu behalten. Institutionelle Lösung - neben (oder statt) einer generellen Politik der Frühentlassung - sei eine Krisenstation mit scharf begrenzter Aufenthaltsdauer (Häfner 1977).

Noch 2 Erwägungen:

- Durch die Einführung einer 14-Betten-Crisis-Unit (maximale Verbleibzeit 3 Tage) an einem Mental Hospital konnte die Rate der kurzfristig wieder entlassungsfähigen Krisenpatienten erheblich gesteigert werden im Vergleich mit zuvor, als die Krisenpatienten über die verschiedenen psychiatrischen Stationen verstreut lagen (Voineskos et al. 1974).
- Sind die psychiatrischen Krankenhäuser allzu starr ihren traditionellen Arbeitsweisen verhaftet, besteht die Gefahr, daß Krisenpatienten statt für einige Tage für Wochen stationär behandelt werden (Rhine u. Mayerson 1971).

Wenn aber die stationäre psychiatrische Behandlung insgesamt „moderner", also intensiver, entlassungsfreudiger wird, wenn es, wie Kennedy u. Hird (1980) in einer randomisierten Studie zeigen konnten, möglich ist, die Verweildauer auf einer allgemein-psychiatrischen Aufnahmestation durch organisatorische Straffung und therapeutische Optimierung um mehr als die Hälfte (von 24 auf 11 Tage) zu senken, ohne daß dem Patienten noch seiner Familie Nachteile entstehen (vgl. auch die Befunde von Herz et al. 1975, 1976, 1977), - entfallen unter diesen Umständen nicht zugleich Rhines u. Mayersons (1971) Einwand und die Voraussetzungen von Voineskos' et al. (1974) Untersuchung?[42]

Anläßlich einer Umfrage Häfners (1977) bei deutschsprachigen psychiatrischen Krankenhäusern und Universitätskliniken gaben 14 von 38 antwortenden Institutionen an, eine Notfall- oder Krisenstation zu besitzen. Im Gegensatz zur Bettenzahl (30 BRD, 20 Österreich und Schweiz) unterschieden sich diese Stationen, bei denen es sich nach Häfner durchwegs um die jeweilige Akutaufnahmestation handelte, in der Liegezeit (11,1 Tage BRD, 5,6 Tage A, CH) so gut wie nicht von den von uns als spezifizierte Krisenstationen ermittelten Einrichtungen. Erweist sich also die in diesem Zusammenhang aufgeworfene Entscheidungsfrage „eigene Krisenstation oder allgemeinpsychiatrische (Aufnahme-)Station" als künstliche Alternative, weil der (angebliche) Unterschied vor allem zu einer Frage des Etiketts reduziert wird? - Andererseits, während in den von Häfner (1977) erfaßten Stationen die endogenen Psychosen und Alkoholdelirien in der relativen Häufigkeit ganz oben und die (psycho-)sozialen Krisen ziemlich weit unten rangieren, ist dieses Verhältnis in den von uns beschriebenen Krisenzentren eher umgekehrt (vgl. etwa KH Am Urban, Berlin, Dortmund).

Während die separate psychiatrische Krisenstation für schwere psychiatrische Akutsyndrome weitgehend auf in diesem Bereich unterversorgte Bereiche (vgl. Kriscentrum Amsterdam) beschränkt bleiben sollte, ihre Verselbständigung in einem psychiatrischen Krankenhaus unter den postulierten Voraussetzungen dagegen weniger vorteilhaft scheint, läßt sich die Berechtigung einer eigenständigen, kurzpsychotherapeutisch/psychosozial orientierten Krisenstation durchaus erwägen. Doch wo soll man sie einrichten? Die Lage der psychiatrischen Landeskrankenhäuser widerspricht zumeist der Forderung nach Gemeindenähe, das weitgehende Fehlen allgemeinpsychiatrischer Abteilungen am Allgemeinkrankenhaus andererseits ließe sie dort bald zu einer allgemeinpsychiatrischen Auffangstation werden. Als Ausweg bliebe die extramurale Eigenständigkeit, für die Beispiele aus Holland und Belgien vorgelegt wurden. Allerdings könnte wohl gerade die psychosoziale Krisenversorgung durch eine intensivierte, zeitlich und konzeptionell gezielter aufeinander abgestimmte Zusammenarbeit der vielfältigen Hilfseinrichtungen auf diesem Sektor schon ambulant soweit verbessert werden, daß statt der personal- und kostenintensiven nichtambulanten Krisenzentren nur mehr einige extern mitbetreubare „Krisenbetten" nötig würden.

Was bleibt als Resümee? - Zunächst, *das* nichtambulante Krisenzentrum schlechthin gibt es nicht. Daher kann es ebensowenig eine pauschale Schlußfolgerung geben. Kein Krisenzentrum, selbst in der gleichen Kategorie, gleicht dem anderen völlig. Die Unterschiede sind oft inkommensurabel. Die individuelle Ausprägung ist durch den konzeptuellen Hintergrund und mehr noch durch das örtliche Versorgungsdefizit bestimmt. Bevor jedoch eine derartige Versorgungslücke wahllos mit einem Krisenzentrum abgedeckt wird, sollte zunächst geprüft werden, inwieweit eine Interventions-„Strategie" in obigem Sinne Abhilfe schaffen kann, damit das Krisenzentrum nicht bloß zu einem teuren Lückenfüller wird, sondern in die Lage gesetzt wird, eine gezielte Funktion ausüben zu können.

5.3 Gesundheitspolitischer Stellenwert

Voraussetzung einer gezielten Versorgungsplanung sollte zunächst immer die einigermaßen zuverlässige Abschätzung des tatsächlichen Bedarfs, die Ermittlung der einzelnen „needs“ sein, wobei diese nach Häfner (1979) in Bedürfnisse (needs of individuals) einerseits, und in Bedarf (needs of the services themselves) andererseits aufzutrennen wären. Doch gerade für den Bereich der Akutversorgung liegen derartige Planungsvorgaben und Ausführungshilfen kaum vor.[43]

Statt also von einem epidemiologisch gesicherten Datensatz ausgehen zu können, wird die Versorgungsplanung im Akutbereich sich vornehmlich an den Erfahrungen und Ergebnissen der versuchsweise eingerichteten Interventionsmodelle zu orientieren haben. Hierfür eine Diskussionsgrundlage geschaffen zu haben, war wesentliches Anliegen der in dieser Arbeit vorgelegten Bestandsaufnahme.

Zur abschließenden Würdigung der versorgungspolitischen Relevanz der Krisenzentren soll noch angemerkt werden, daß die Bedeutung der einzelnen Modelle nicht als Wert an sich mit grenzüberschreitender Gültigkeit bestimmbar ist. Erst vor dem konkreten Hintergrund des betreffenden Versorgungssystems, in und mit dem die Zentren agieren, wird ihr jeweiliger, gerade diesem System zugehöriger Stellenwert deutlich. Der Übertragbarkeit sind damit - im extramuralen Bereich mehr noch als im intramuralen - Grenzen gesetzt. Die beschriebenen Einrichtungen sind Anregungen, keine Kopiervorlagen.

5.3.1 Krisenintervention im vorstationären Bereich

Am ehesten zeichnen sich in den Niederlanden und teilweise auch in Belgien, den beiden Ländern also, die in diesem Bereich wohl mit die größte praktische Erfahrung besitzen, umfassende Versorgungskonzepte ab, in denen Krisenintervention nicht entweder als allgemein-unverbindliche Handlungsanweisung oder aber als partikuläres Instrument vorkommt, sondern in denen ihr eine definierte Rolle im Arbeitsschema der verschiedenen Versorgungsstrukturen zugemessen wird. Im wesentlichen lassen sich 2 Modelle unterscheiden:

1. Verschiedene lokale Institutionen (örtlicher Gesundheitsdienst, sozialpsychiatrischer Dienst, psychiatrische Klinik, Hausärztevereinigung usw.) initiieren oder gründen ein zentrales, rund um die Uhr ambulant arbeitendes Krisenzentrum zur summarischen Deckung des Akutversorgungsbedarfs. Neben den ursprünglichen Aufgaben therapeutischer Intervention fallen dem Krisenzentrum, wie das vergleichbare Beispiel Utrecht zeigt (Luyn 1982), zunehmend Funktionen zu, die sich aus seiner allmählichen Entwicklung zum Schnitt- und Knotenpunkt der verschiedenen Versorgungsebenen ergeben: Erste Auffanginstanz für alle Notlagen zu sein, Filter- und Selektionsfunktionen innerhalb der Verweisungswege auszuüben, Hausärzte diagnostisch und versorgungstechnisch zu beraten etc. Nichtambulante Krisenintervention hat in diesem Modell in zweifacher Weise ihren Platz: Zum einen in Form einiger innerhalb des Krisenzentrums aufgeschlagener „Krisenbetten“, die bis zu 3 Tagen benützt werden können, zum anderen in Form einer sog. Notbettenregelung, nach der die umliegenden psychiatri-

schen Kliniken verpflichtet sind, in wechselndem Turnus je 1 bis 2 Betten für Direkteinweisungen akutpsychiatrischer Patienten durch das Krisenzentrum freizuhalten (Beispiel Utrecht).

2. Ambulante Krisenintervention wird in verschiedenen Einrichtungen innerhalb des organisatorischen Rahmens der ambulanten sektorialen psychiatrisch/psychosozialen Vollversorgung (einschließlich einer 24-h-Bereitschaft) geleistet, zu der jede RIAGG (Regionale Institution für die ambulante geistige Gesundheitssorge) verpflichtet ist. In diesem Modell vollzieht sich - einem niederländischen Entwurf folgend - nichtambulante Krisenintervention in 2 separaten Einrichtungen, die auf 2 unterschiedliche Zielgruppen hin ausgerichtet sind. Das extramurale psychiatrische Krisenzentrum, organisatorisch an das jeweilige, meist entferntere psychiatrische Landeskrankenhaus angeschlossen, fungiert als dessen gemeindenaher Satellit, der der Einweisungsprävention und der Kurzzeitbehandlung akutpsychiatrischer Patienten dient. Das extramurale psychosoziale Krisis Opvang Centrum steht für diejenigen Klienten zur Verfügung, bei denen eine ambulante Intervention allein nicht mehr zur Abwendung der sozialen Ursachen bzw. Folgen einer Krise ausreicht.[44]

Die beiden vorgestellten Entwürfe sind noch keine definitiven Planungsbeschlüsse. Vielfältige Kombinationsmöglichkeiten untereinander oder mit anderen Elementen ebenso wie die Ausgestaltung der Details (z. B. Stationierungsort des mobilen Stadtpsychiaters) gestatten ausreichend Raum für Versuche, die Vorteile des einen Modells (z. B. Vereinheitlichung ambulanter Interventionen) mit denen des anderen (z. B. gezieltere Akutversorgung psychiatrischer Patienten) in geeigneter Weise zu verknüpfen.

Was bleibt als Anregung für unser eigenes Versorgungswesen, läßt sich etwas übernehmen? Nachdem wir oben 2 Subsysteme einander gegenübergestellt haben, ist jetzt zwischen grundsätzlich verschiedenen Versorgungskonzepten zu unterscheiden. Auf der einen Seite ein sektorial aufgefächertes System mit dezentral gegliederten Versorgungsstrukturen, auf der anderen Seite ein zweidimensionales System mit der kassenärztlichen Betreuung als flächendeckender Versorgung einerseits, dem Krankenhaus als zentralem Versorgungsinstrument andererseits.

In die ambulante psychiatrische Krisenintervention wären also zunächst vermehrt die traditionellen Träger unseres ambulanten Versorgungswesens einzuschalten: Zum einen Hausärzte und niedergelassene Nervenärzte, zum anderen - entsprechend den Empfehlungen der Enquête-Kommission (1975, S. 212) - die Ambulanzen psychiatrischer Krankenhäuser.

Der Enquête-Bericht differenziert zwischen einer der endgültigen stationären Aufnahme (generell) vorzuschaltenden Instanz („Vorschaltambulanz") und einer in Ballungsgebieten zusätzlich notwendigen Verankerung eines multiprofessionellen, rund um die Uhr tätigen und auch mobil einsetzbaren Kriseninterventionsteams an ambulanten Diensten psychiatrischer Krankenhauseinrichtungen. Nach Schätzungen Egetmeyers (1984) beträgt die Zahl der Institutsambulanzen derzeit etwa 40.

Eine Ambulanz, die zugleich regelmäßig Nachsorge durchführt, besitzt hinsichtlich einer adäquaten Intervention bei krisengefährdeten chronischen Patienten gegenüber separaten, nur in Krisen eingeschalteten Zentren den wesentlichen Vorteil, aus der genauen Kenntnis der besonderen Probleme und Bedürfnisse der betreffenden Patienten gezielter, risikoärmer und damit effektiver eingreifen zu können (Häfner 1978).

Darüber hinaus fallen in steigendem Maße auch den Einrichtungen und Diensten des sozialpsychiatrischen Versorgungsnetzes, die sich im Zuge der Psychiatriereform in den Gemeinden zu etablieren beginnen, Aufgaben aus dem Bereich der Krisenintervention zu. Dabei wird sich Krisenintervention einmal zunehmend auf das Gebiet der psychiatrischen Primärprävention ausdehnen, zum anderen sind aber auch Lücken zu schließen, die das herkömmliche System in der ambulanten Akutversorgung psychisch schon Erkrankter läßt.[45] In Anlehnung an holländische und flämische Erfahrungen und Vorhaben (s. etwa „Krisenintervention als Strategie") ist der erste, für beide Zwecke gleichermaßen wichtige Schritt zunächst die unter dem Gesichtspunkt „Krisenintervention" verbesserte und ausgeweitete Kooperation aller im sozialen und (sozial-)psychiatrischen Versorgungsnetz zusammengeschlossenen Institutionen.

Parallel dazu ist zu überlegen, ob für die psychiatrische Krisenintervention im engeren Sinne, also für die Versorgung psychiatrisch akut erkrankter oder akut sich verschlechternder Patienten, zusätzlich neue, organisatorisch eigenständige Einrichtungen nötig sind. In Frage kämen hier vor allem mobile Einsatzteams, Krisenzentren und Krisentageskliniken.

Mobile psychiatrische Einsatzteams

Mobile psychiatrische Einsatzteams, so wie sie Querido (1968) Anfang der 30er Jahre in Amsterdam konzipiert hat (s. 2.1), sind flexibel einsetzbare Versorgungsinstrumente, die zugleich evaluative und präventive bzw. therapeutische Aufgaben wahrnehmen können. In Ihrem Abschlußbericht hatte die Enquête-Kommission die Einrichtung „mobiler Teams" zur Krisenintervention befürwortet:

„Die Möglichkeit, direkt am Ort der auftretenden Schwierigkeiten und Krisen selbst eingreifen zu können (Wohnung, Arbeitsplatz), ist bei dieser Versorgungsform besonders effektiv. Bei längerfristigen Nachsorgeaktivitäten kann das mobile Team ferner Rückfälle und Verschlimmerungen am frühesten erkennen und auffangen und damit erneute Einweisungen in stationäre Behandlung vermeiden helfen" (Enquête-Kommission 1975, S. 213).

Nach Reimer (1975, zit. in Häfner 1977) stellt das mobile psychiatrische Team dagegen kein richtungsweisendes Konzept für die psychiatrische Akutversorgung dar: Der Hausbesuch im Notfall ist Aufgabe des Hausarztes, bei sozialen Krisen sind die entsprechenden Dienste der primären sozialen Versorgungsebene einzuschalten. Mängel in den beiden Systemen sind durch Verbesserungen bestehender Einrichtungen, nicht durch Schaffung neuer zu beheben.

Krisenintervention vor Ort kommt nach Häfner (1978) nur in 2 Ausnahmebereichen in Betracht: Einmal bei Krisen im Laufe der Rehabilitation chronisch Kranker, zum andern bei der Durchführung von Zwangseinweisungen.

Bei der Diskussion über die Wertigkeit mobiler Einsatzteams sollte berücksichtigt werden, daß ihnen in verschiedenen Versorgungssystemen entsprechend unterschiedliche Funktionen und Arbeitsfelder zukommen, und sich ausländische Erfahrungen nicht vorbehaltlos übernehmen lassen. Am Beispiel Hollands etwa ließ sich zeigen, daß mobile Teams (hier der mobile Stadtpsychiater) in einem stark ausdifferenzierten Versorgungssystem im wesentlichen als Weichensteller fungieren, um sicherzustellen, daß die Patienten ohne Umwege an die am besten geeignete Institution weiterverwiesen werden. Eine ganz andere Aufgabe fällt den mobilen Teams etwa in den Vereinigten Staaten zu. Dort findet sich, wie wohl in anderen Staaten auch, eine Subpopulation psychisch Kranker, die von den Einrichtungen des Community-Mental-Health-Systems nicht erreicht werden bzw. sich diesem weitgehend entziehen. Mobile Einsatzteams stellen dann oft die einzige Möglichkeit dar, Zugang zu diesen Patienten zu gewinnen, um sie wenigstens punktuell psychiatrisch betreuen zu können (Samuel et al. 1984). Das mobile Team wird für diese Patientengruppe zum „primary psychiatric care provider" (West et al. 1980).

Kriseninterventionstageskliniken
Kriseninterventionstageskliniken sind eine interessante Alternative zu einem Teil der in dieser Untersuchung beschriebenen nichtambulanten Krisenzentren, denn sie tragen wie diese dazu bei, das Niemandsland zwischen ambulanter Intervention und psychiatrischer Hospitalisierung weiter zu erschließen. Ognyanov u. Cowen (1974) haben ein Day-Hospital-Programm für Krisenpatienten am St. Louis Veterans-Administration-Hospital vorgestellt, Dörner et al. (1979) weisen auf erfolgreich arbeitende Krisentageskliniken hin, die an der Psychiatrischen Universitätsklinik Hamburg und der Sozialpsychiatrischen Klinik Bern eingerichtet wurden. Durch diese ließen sich bei Reaktionen, aber auch bei psychotischen Krisen in nicht zwingenden Fällen stationäre Aufnahmen vermeiden. In St. Louis verblieben die Patienten im Durchschnitt 18 Tage im Programm, in Hamburg und Bern lag das Maximum bei 4 Wochen. Interessanterweise haben auch einige Krisenstationen ein tagesklinisches Interventionsprogramm in ihr therapeutisches Angebot aufgenommen und gute Erfahrungen damit gemacht (Voineskos et al. 1974, Henisz u. Johnson 1977).

Man kann sich fragen, warum in einer Arbeit über *nicht*ambulante Krisenintervention und Notfallpsychiatrie auch der ambulante Versorgungsbereich in diesem Maße zur Sprache kommen muß. Der Grund liegt einfach darin, daß sich zwischen ambulanter und stationärer Krisenintervention oft kein klarer Trennungsstrich ziehen läßt. (Nicht zufällig ist im Titel von nichtambulanter statt einfach von (voll-)stationärer Krisenintervention die Rede.)

Während einerseits, wie gezeigt, ambulante Krisenzentren, Polikliniken und Notfallambulanzen dazu übergehen, „Krisenbetten" für den Notfall bereitzuhalten - und damit eine alte Forderung Pöldingers u. Ringels (1969) erfüllen -, wächst andererseits in vielen nichtambulanten Krisenzentren die „graue Ambulanz" zusehends. Ambulante Einrichtungen, die über primärpräventive Interventionen hinaus auch psychiatrische Krisenintervention i. e. S. durchführen wollen, selbst aber über keine eigenen Betten verfügen, sollten nur in enger Zusammenarbeit mit Institutionen tätig werden, die gegebenenfalls eine rasche stationäre Aufnahme gewährleisten können.

5.3.2 Krisenintervention und Notfallversorgung im stationären Bereich

5.3.2.1 Allgemeinkrankenhaus

Eine Vielzahl von Untersuchungen hat, wie Müller et al. (1967) in einer Übersichtsarbeit schreiben, unterstrichen, „that the general hospital service is the unique zone through which passes the whole spectrum of acute psychiatric problems" (S. 56). Da also im Allgemeinkrankenhaus „ein hoher und durch gemeindeferne psychiatrische Einrichtungen nicht abdeckbarer Bedarf an psychiatrischer Notfall- und Krisenversorgung (besteht)" (Häfner 1977, S. 49), scheint es konsequent und sinnvoll, gerade hier in verstärktem Maße geeignete Instrumentarien psychiatrienaher Krisen- und Notfallintervention einzurichten. Mögliche Organisationsformen sollen im folgenden diskutiert werden.

Unter den verschiedenen Formen, in denen sich Krisenintervention am Allgemeinkrankenhaus denken läßt, sei es als reguläre Anwesenheit eines Psychiaters in der Notaufnahme, als Mitbetreuung akutpsychiatrischer Patienten auf einer Allgemeinstation (Reding u. Maguire 1973), als psychiatrischer Liaisondienst auf der Intensivstation (s. 4.2.1), als panachiert-multilokale Vorgehensweise (s. Darmstadt

5.2), als allmedizinisch-psychiatrisches Notfallzentrum (s. Lyon 3.1.1) oder als separate Kriseninterventionsstation, unter all diesen Formen also scheint insbesondere die letztgenannte, die Krisenstation, zunehmend an Bedeutung zu gewinnen. Ihre Einrichtung wird weithin befürwortet (z. B. Haase 1982; Ciompi 1982).

Auch im Enquêtebericht (1975) wurde, v. a. für psychotherapeutisch/psychosomatische Abteilungen an Universitäten und Weiterbildungsinstituten, die Einrichtung einer Art Krisenstation vorgeschlagen. Sie habe der Behandlung akuter psychosomatisch-internistischer Krankheiten und akuter neurotischer Störungen zu dienen, besitze überwiegend diagnostische Aufgaben und übe die therapeutische Funktion von Krisenintervention aus. Ihr Ziel sei die Ermöglichung von Grundlagenforschung in diesem Gebiet (S. 306). Häfner (1975) hat in einem Sondervotum nochmals ausdrücklich darauf hingewiesen, daß die Einrichtung gesonderter stationärer Einheiten für Psychotherapie oder psychosomatische Kranke kein allgemeines Versorgungsprinzip werden dürfe, sondern nur dort vertretbar sei, wo dies der Forschung und Lehre diene.

Aufgrund der in dieser Arbeit vorgestellten psychiatrischen Krisen- und Notfallstationen soll ein Resümee versucht werden.

Als erstes erhebt sich die Frage nach der institutionellen Wertigkeit der Krisenstation am Allgemeinkrankenhaus (AKH). Macht sie eine allgemeinpsychiatrische Abteilung am AKH überflüssig, ergänzt sie diese oder ist sie mit ihr identisch. Müllers (1981) Vorschlag, in einem Standardversorgungsgebiet von 150000 Einwohnern als stationäre Abteilung für die Erwachsenenpsychiatrie ein Krisenzentrum mit 120 Betten einzurichten, läßt an letzteres denken. Haase (1982) dagegen trennt scharf: Statt einer allgemeinpsychiatrischen Abteilung, die, zumindest im Einzugsbereich eines psychiatrischen Landeskrankenhauses, lediglich eine „Mini- und Zweiklassenpsychiatrie" fördere, solle am AKH ausschließlich eine Kriseninterventionsstation mit einer „Rund-um-die-Uhr-Ambulanz" eingerichtet werden. Eine Abwägung der Vor- und Nachteile psychiatrischer Abteilungen am AKH liegt nicht im Bereich dieser Arbeit. Es muß jedoch darauf hingewiesen werden, daß Konzeption und Aufgabenbereich einer psychiatrischen Krisenstation ganz wesentlich davon bestimmt sein sollten, ob Zugang zu einer allgemeinpsychiatrischen Abteilung im Hause selbst oder in einer benachbarten psychiatrischen Klinik besteht.

Um den Patienten, die mit akuten psychiatrischen oder psychosozialen Problemen in die allgemeine Notfallambulanz des Yale-New Haven Hospitals gelangten, besser helfen zu können, wurde 1967 im organisatorischen Rahmen des Connecticut Mental Health Center eine Emergency Treatment Unit (ETU) mit 5 Betten eingerichtet. Im Mittelpunkt des auf max. 3 Tage begrenzten kurzstationären Aufenthaltes standen „diagnostic assessment, crisis intervention and active psychiatric treatment". Daran schloß sich ein ambulantes Nachsorgeangebot über einen Zeitraum von einem Monat an (Weisman et al. 1969).

Bei stetiger Zunahme der Überweisungen mußte die Zahl der Betten zunächst auf 7, später auf 12 erhöht werden. Der „emergency" bzw. „crisis approach", mit dem die ETU den Bereich der psychiatrischen Krankenhausbehandlung so erfolgreich anzugehen schien, wurde für eine Zeit zum Leitgedanken der gesamten stationären Versorgungsplanung. Entsprechend wurde eine Abteilung für längerfristige stationäre Behandlung geschlossen. Alle Neuzugänge, die einer stationären Versorgung bedurften, mußten jetzt in die ETU aufgenommen werden. Als Ergebnis dieser Veränderungen sank in der Folgezeit die Effizienz der ETU dramatisch ab, während zugleich die Zahl der Weiterverweisungen in das State Hospital erheblich zunahm. Das ursprüngliche Konzept der ETU mußte aufgegeben werden. Um den neuen Anforderungen zu entsprechen, wurde die maximale Aufenthaltsdauer auf 14 Tage ausgedehnt und ein tagesklinisches Therapieprogramm eingeführt. Die ETU wurde in „Short and Partial Hospitalization Unit" umbenannt.

Am Beispiel des Wandels, dem die ETU unterlegen war, veranschaulichen Henisz u. Johnson

(1977) die Schwierigkeiten und Aporien, in die eine allgemeinpsychiatrische Aufnahmestation bei dem Versuch gerät, den verschiedenen, oft widersprüchlichen Bedürfnissen ihres in höchstem Maße heterogenen Patientenguts in jeweils angemessener Weise gerecht zu werden.

"When the crisis group of patients is mixed on one unit with acutely psychotic and depressed patients, alcoholics, drug addicts, and borderline character disorders, it becomes very difficult to preserve the uniqueness of the crisis approach. The treatment of patients undergoing detoxification and of relapsed psychotics provide examples where the solutions rest largely with medication. Limit setting and the enforcement of a rather rigid policy of "shape up or ship out" may work well for borderline patients and occasionally helps manic patients but frequently is disastrous for schizophrenics. Efforts to create a short-term therapeutic milieu to help in the treatment of borderline and schizophrenic patients is seen by the crisis group as an invitation to stay longer in the hospital. Conflicting therapeutic needs of patients do not seem to support the concept of a one model unit" (Henisz u. Johnson 1977, S. 172/173).

Einen Ausweg aus diesem offensichtlichen Dilemma, in dem sich psychiatrische Aufnahmestationen befinden, sehen Henisz u. Johnson (1977) in der gleichzeitigen Durchführung verschiedener, voneinander weitgehend unabhängig organisierter Therapieprogramme für die einzelnen Patientengruppen, ohne daß deswegen die organisatorische Einheit der Station aufgegeben werden muß. In der „Short and Partial Hospitalization Unit" etwa bestehen nebeneinander ein „crisis"-Programm, das im wesentlichen eine Fortführung des ursprünglichen ETU-Konzepts darstellt, ein „brief treatment"-Programm (Verweilzeit max. 14 Tage) und ein „day"-Programm (stationäre Aufnahme bis zu 14 Tagen, gefolgt von 4-6 Wochen Tagesklinik).

Die ETU war, wie eingangs erwähnt (s. 2.1), eine der ersten psychiatrischen Krisen- und Notfallstationen überhaupt. Ihre Entwicklung hat, auch wenn sie sich unter den besonderen Bedingungen des amerikanischen Gesundheitssystems vollzogen hat, für die in diesem Kapitel aufgeworfenen versorgungspolitischen Fragestellungen exemplarische Bedeutung. Die amerikanischen Erfahrungen decken sich in hohem Maße mit den von uns beobachteten und in dieser Untersuchung beschriebenen Entwicklungstendenzen und Problemen vergleichbarer westeuropäischer Einrichtungen. Folgende Schlußfolgerungen bieten sich an:

Steht keine allgemeinpsychiatrische Abteilung im Hintergrund zur Verfügung, kann eine kleindimensionierte, der strikten Anwendung enggefaßter Interventionsprinzipien verpflichtete Krisenstation den vielfältigen Anforderungen, die eine weitgehend unselektionierte Patientengruppe an die einzige psychiatrische Station des Hauses stellt, kaum gerecht werden. Das Krisenzentrum ist „nach wenigen Wochen in seinem minimalen Bettenbereich für Notfälle verstopft" (Klemm 1981, S. 121). Empfehlenswerter scheint unter diesen Umständen eher die Einrichtung einer etwas größeren, allgemeinpsychiatrischen Akutaufnahmestation von etwa 20 Betten mit einer durchschnittlichen Verweilzeit von ungefähr 2 Wochen, in der auch, aber nicht ausschließlich Krisenintervention i. e. S. durchgeführt werden kann (vgl. die Entwicklung der Crisis Hospitalisatie, Leuven und der Kriseninterventionsstation im Klinikum Steglitz, Berlin). Ein „Multiprogrammkonzept", wie es Henisz u. Johnson (1977) für derartige Stationen vorgeschlagen haben, scheint dabei noch am ehesten geeignet, dem heterogenen Patientengut einigermaßen gerecht zu werden. Ist dagegen eine psychiatrische Abteilung vorhanden, kann die separate Einrichtung einer expliziten Kriseninterventionsstation (ca. 10 Betten, Verweilzeit ca. 1 Woche) für die Akutversorgung einer speziellen, vorselektierten Patientengruppe zusätzliche Vorteile bringen (vgl. KH Am Urban, Berlin).

Mit dieser Unterscheidung zwischen psychiatrischer Aufnahmestation einerseits und Kriseninterventionsstation andererseits wird zugleich ein zurückhaltender Umgang mit dem Begriff „Krisenintervention" nahegelegt. Eine bis zur terminologischen Indifferenz ausgeweitete Begriffsverwendung suggeriert Interventionschancen, wo von einer eigentlichen Krise schon gar nicht mehr die Rede sein kann, verstellt aber zugleich den Blick auf das spezifische Potential von Krisenintervention, wie es etwa mittels einer engumschriebenen Krisenstation genutzt werden kann.

Um im AKH darüber hinaus auch eine angemessene Akutversorgung von Suizidpatienten sicherstellen zu können, wäre es empfehlenswert, wenn - etwa an einem Schwerpunktkrankenhaus - die Einrichtung einer auf die Suizidentenversorgung spezialisierten regionalen Intensivstation, wie sie in 4.2.1 vorgeschlagen wurde, mit der Einrichtung einer akutpsychiatrischen Station - sei es Aufnahme- oder Krisenstation - verknüpft würde. Die psychiatrische Supervision einerseits, die kurzfristige stationäre Nachsorgemöglichkeit andererseits, könnten so gleichermaßen gewährleistet werden.

Krisenstationen werden, wie Krisenzentren überhaupt, in ihrem Profil wesentlich bestimmt von den Bedingungen und Erfordernissen des jeweiligen Gesundheitswesens, in das sie eingebettet sind. In anderen Versorgungssystemen können ihnen auch andere Funktionen zukommen. Die hier gemachten Vorschläge lassen sich daher nur mit Vorbehalten auf die Situationen in anderen Gesundheitssystemen übertragen.

An consultant-orientierten Krankenhauseinrichtungen angloamerikanischer Prägung könnte Lebensohns Vorschlag (1963), daß privat praktizierende Psychiater ihre Patienten auch auf der psychiatrischen Station eines Allgemeinkrankenhauses weiterbetreuen sollten, insbesondere für eine Krisenstation Aktualität gewinnen.

In einem System, das die reguläre stationäre psychiatrische Behandlung abgeschafft hat, kann die noch verbliebene kleine Station am Allgemeinkrankenhaus für das Personal des distriktpsychiatrischen Zentrums, das ansonsten über keine Aufnahmemöglichkeiten für Akutpatienten verfügt, als kurzfristiges Unterbringungsinstrument dienen. Es ist an das Zentrum gebunden und wird von einem vom übrigen Krankenhausbetrieb weitgehend unabhängigen Personal betreut (Beispiel Triest, Bennett 1983).

5.3.2.2 Psychiatrischer Krankenhausbetrieb

Auch in einem psychiatrischen Krankenhausbetrieb kann, insbesondere wenn dieser im unmittelbaren Einzugsbereich eines Ballungsgebiets gelegen ist, eine separate Notfall- und Krisenstation ihren Platz haben (vgl. Bezirkskrankenhaus Haar bei München). Der medizinische Anteil der Akutversorgung wäre vorzugsweise auf einer benachbarten, aber räumlich getrennten (Intensiv-)Abteilung durchzuführen.

Während die Einrichtung einer psychiatrischen Krisen- und Notfallstation von den lokalen Gegebenheiten im Versorgungsangebot des jeweiligen Bezirks abhängen wird, gehört nach Auffassung der „Bundesdirektorenkonferenz“ von 1980, dem Zusammenschluß der Leiter der Öffentlichen psychiatrischen Krankenhäuser der Bundesrepublik Deutschland und Westberlins, eine Ambulanz, in der im Rahmen der Vor- und Nachsorge auch Krisenintervention geleistet werden kann, zu den Minimalforderungen, die heute an ein psychiatrisches Krankenhaus gestellt werden müssen (Maier 1980).

Darüber hinaus scheint - in Anlehnung an die Empfehlungen der Enquêtekommission bezüglich sog. Vorschaltambulanzen an psychiatrischen Landeskrankenhäusern (s. oben) - die generelle Einführung einer „Crisis Evaluation Unit" vorteilhaft zu sein, wie sie Hanssen u. Rosewall (1976) vorgestellt haben.

Die Crisis Evaluation Unit (CEU), von der Hanssen u. Rosewall (1976) berichten, wurde 1971 im Metropolitan State Hospital in Norwalk, Kalifornien, eingerichtet. Den Anstoß dazu hatten Untersuchungen gegeben, aus denen ersichtlich wurde, daß den Aufnahmeersuchen bis dahin so gut wie immer (96%) stattgegeben worden war, wobei 88% der stationär aufgenommenen Patienten zuvor keinen Kontakt zu Mitarbeitern des regionalen Mental-Health-Systems gehabt hatten. Es bestand der Eindruck, daß eine nicht geringe Anzahl von Patienten in das State Hospital aufgenommen wurde, denen man mit etwas Anstrengung auf andere Weise eigentlich besser hätte helfen können (z. B. durch gezielte Weiterverweisung an Tages- oder Polikliniken, durch Vermittlung an soziale Dienste, durch Einschaltung anderer Institutionen etc.).

So wurde die CEU konzipiert als eine „screening clinic" für alle Neuzugänge, um durch genaue Indikationsstellung unnötigen Aufnahmen rechtzeitig vorzubeugen, und um darüber hinaus, falls nötig, geeignetere Maßnahmen in die Wege leiten zu können. Daneben war die CEU als Instrument der ambulanten Krisenintervention gedacht; Konflikte, Krisen, passagere Rückfälle sollten noch im vorstationären Raum soweit entschärft werden, daß - meist unter Hinzuziehung externer Versorgungsstrukturen - stationäre Aufenthalte umgangen werden konnten. Zur verlängerten Intervention bzw. zur weiteren Beobachtung konnten Patienten bis zu 20 h, in Ausnahmefällen auch länger, in der CEU verbleiben. Es ist hinsichtlich der Verzahnung des ambulanten und stationären Versorgungsbereichs bemerkenswert, daß die CEU - obgleich in den Räumen des State Hospitals untergebracht - konzipiert, eingerichtet und betrieben wurde von Angehörigen des externen County Mental Health Systems. Die CEU wurde zu einem Teil des gemeindepsychiatrischen Versorgungsnetzes, war in dessen Programme integriert und stimulierte selbst wieder neue Weisen der Kooperation.

In ähnliche Richtung geht ein von Buttiglieri et al. (1970) beschriebenes Modell: Bei allen Neuzugängen erfolgt zunächst die Abklärung diagnostischer Fragen und die Indikationsstellung weiterer therapeutischer Maßnahmen auf einer eigens dafür eingerichteten Aufnahmestation, bevor die Patienten auf entsprechende Abteilungen der Klinik gezielt weiterverlegt werden.

Patienten jedoch, die nur einer Kurzzeitbehandlung bedürfen (bis zu 1 Woche), werden auf der Station behalten und mit Interventionstechniken betreut. Es entsteht eine „Combined Admission und Brief Hospitalization Unit".

Huber et al. (1977) hatten aus der Überlegung, daß „eine Trennung von akuter und rehabilitativer Psychiatrie im Grunde willkürlich und nicht gerechtfertigt (ist)" (S. 56), eine grundsätzliche Revision des Konzepts der Aufnahmeklinik gefordert. Sie sei auf zentrale diagnostische Einrichtungen, eine neuropsychiatrische Intensivstation und auf eine Kriseninterventionsstation zu reduzieren. Letztere habe als geschlossene Behandlungseinheit für Krisenintervention zu fungieren, die allen Rehabilitationsbereichen zur Verfügung stehe, wobei der jeweils behandelnde Arzt im Sinne eines Belegarztsystems seinen Patienten auch dort weiterbetreue.

Krisenintervention am psychiatrischen Krankenhaus läßt sich zusammenfassend in 3 Ebenen denken: a) als ambulantes Eingreifen im Rahmen einer „Vorschaltambulanz", b) als stationäre Akutversorgung innerhalb einer spezifizierten Krisen- und Notfallstation (wobei a) und b) funktionell-organisatorisch verknüpfbar scheinen), und c) als geschlossene Unterbringungseinheit für Krisensituationen, die während der stationären Behandlung auftreten.

Gerade vor dem Hintergrund des aufgefächerten, zielgruppenorientierten stationären Versorgungsangebotes, wie es in einem ausdifferenzierten psychiatrischen Fachkrankenhaus besteht, wird deutlich, daß die psychiatrische Krisen- und Notfallstation immer ein Teil dieses Angebots bleiben muß, dieses also nicht ersetzen kann. Nach unserer Auffassung stellen Krisenstationen zwar eine wesentliche Bereicherung des stationären Versorgungssektors im Akutbereich dar - was auch in der zukünftigen Versorgungsplanung Ausdruck finden sollte -, sie scheinen jedoch nicht geeignet, allein den ganzen stationären Versorgungsbereich abzudecken, wenn ihnen aus einer Ideologie der weitestgehenden Abschaffung psychiatrischer Krankenhausbehandlung die gesamte stationäre Psychiatrie aufgebürdet wird. Nicht für alle psychiatrischen Patienten kann die Krisenstation zur ersten (und zugleich letzten) „line of defense“ werden (Maxmen u. Tucker 1973).

Abschließend wird man Henisz u. Johnson (1977) nur zustimmen können, wenn sie rückblickend auf die Entwicklung, die eine der ersten psychiatrischen Krisenstationen genommen hat, und die Hoffnungen, die sich zunächst mit ihr verknüpften, meinen:

"The hopes that the crisis approach would entirely replace what traditional hospital psychiatry had to offer in the past have vanished. However, having established the efficacy of crisis intervention it then becomes possible to incorporate it in the mainstream of clinical psychiatry" (Henisz u. Johnson 1977).

5.4 Zusammenfassung

Krisenintervention hat als präventiver Ansatz in der psychiatrischen Versorgung einen therapeutischen und einen versorgungspolitischen Aspekt. Die Bedeutung des therapeutischen Konzepts „Krisenintervention“ für die Entwicklung kurztherapeutischer Verfahren wurde im ersten Teil dieser Untersuchung dargelegt. Hier sollen die in den vorherigen Kapiteln herausgearbeiteten versorgungspolitischen Implikationen von Krisenintervention und Notfallpsychiatrie zusammengefaßt werden und die Frage geklärt werden, ob, wie und innerhalb welcher Versorgungsstrukturen sie organisiert und realisiert werden können.

5.4.1 Ambulanter Sektor

Beistand und Hilfe in den unausweichlichen Krisen des Alltags zu leisten, ist zunächst Aufgabe des familiären Verbands bzw. nahestehender Bezugspersonen und, wenn diese versagen oder gar nicht verfügbar sind, Aufgabe von Laienhelfern und Selbsthilfegruppen. Ambulante Krisenintervention im engeren psychiatrischen Sinn obliegt in erster Linie den niedergelassenen Ärzten und den Krankenhausambulanzen als den traditionellen Säulen ambulanter Versorgung in Deutschland. Im Zuge einer verbesserten gemeindepsychiatrischen Versorgung können auch deren Institutionen zunehmend Aufgaben im Rahmen von Krisenintervention wahrnehmen. Neben der fakultativen, sich an den lokalen Versorgungsdefiziten orientierenden Bereitstellung neuer, organisatorisch eigenständiger Einrichtungen wie Tag und Nacht offenstehender Krisenzentren, mobiler Einsatzteams und Krisentageskliniken ist für die adäquate Akutversorgung im ambulanten Sektor vor allem eine verbesserte Abstimmung und Zusammenarbeit der vielen schon bestehenden Einrichtungen und Dienste von entscheidender Bedeutung.

5.4.2 Nichtambulanter Sektor

Eines der Hauptanliegen nichtambulanter Krisenintervention und Notfallpsychiatrie ist die Sicherstellung einer effektiven Suizidentenversorgung. Ein fest installierter Liaisondienst auf der Intensivabteilung eines Allgemeinkrankenhauses (AKH) oder - sofern das AKH über eine psychiatrische Abteilung verfügt - die konsiliarische Betreuung der Intensivstation durch das Personal dieser Abteilung sind, wie gezeigt wurde, bereits mit Erfolg praktizierte Verfahren.

Ein Optimum an Versorgung, zumindest in Ballungsgebieten, böte unserer Ansicht nach folgendes Modell:

Ein zentral gelegenes AKH nimmt *alle* Selbstmordpatienten eines bestimmten Einzugsgebiets in eine eigens für Suizidenten eingerichtete und ihnen weitgehend vorbehaltene Intensivabteilung auf, in der sie von entsprechend geschultem medizinischem Personal betreut werden. Zugleich besitzt das AKH eine psychiatrische Abteilung oder zumindest eine allgemeinpsychiatrische Aufnahmestation, deren Ärzte jeden Suizidpatienten sehen. Erscheint eine unmittelbare Entlassung als zu riskant, eine Einweisung in ein psychiatrisches Hospital andererseits als vermeidbar, schließt die Verlegungsmöglichkeit auf die psychiatrische Aufnahmestation des Hauses zur verlängerten stationären Krisenintervention eine wesentliche Versorgungslücke.

Über die Suizidentenversorgung hinaus scheint das AKH - sofern keine psychiatrischen Kliniken innerorts vorhanden sind - am besten geeignet, zum Angelpunkt der gesamten stationären psychiatrischen Akutversorgung zu werden. Das AKH ist zentral im Lebensbereich der Betroffenen gelegen, nicht mit negativen Vorurteilen belegt und es erlaubt in der Notfallversorgung die enge Kooperation mit den anderen medizinischen Disziplinen.

Die extramuralen nichtambulanten psychiatrischen Krisenzentren holländischen Zuschnitts stellen grundsätzlich eine interessante, die „Psychiatrisierung" der Patienten noch weiter reduzierende Alternative zur psychiatrischen Aufnahmestation dar. Da aber, wie gezeigt, die Funktionsfähigkeit dieser Einrichtungen an bestimmte externe Gegebenheiten geknüpft ist, scheint eine voraussetzungslose Übernahme dieses Modells problematisch.

Auch innerhalb psychiatrischer Krankenhausbetriebe können Maßnahmen zur Krisenintervention in verschiedenen Bereichen zur Anwendung kommen. Besondere Bedeutung könnte dabei eine sog. Crisis Evaluation Unit erlangen, die, im Sinne der von der Enquêtekommission geforderten „Vorschaltambulanz", zunächst die stationäre Behandlungsbedürftigkeit aller Neuzugänge prüft, die daneben aber auch über eine für kurzfristige Klinikaufenthalte geeignete Einheit verfügt, um Patienten, bei denen eine kurzfristige stationäre Krisenintervention ausreichend scheint oder die vorerst weiterer Beobachtung bedürfen, angemessen versorgen zu können.

In psychiatrischen Krankenhausbetrieben, die in der Nähe von Ballungsgebieten gelegen sind, könnte eine derartige Einheit zu einer regelrechten Notfall- und Krisenstation, wie sie für das AKH vorgeschlagen wurde, ausgebaut werden. Weiterhin scheint eine Krisenstation auch als Instrument zur Bewältigung von Krisensituationen, die im Verlauf längerer stationärer Behandlung immer auftreten können, von Nutzen zu sein.

Die psychiatrische Aufnahmestation im allgemeinen wie im psychiatrischen Krankenhaus nimmt mit ihrem heterogenen, unselektierten Krankengut einen weitgefaßten akutpsychiatrischen Versorgungsauftrag wahr. Nur ein Teil der Patienten kommt dabei für eine Krisenintervention im engeren Sinne in Frage. Es läßt sich daher überlegen, ob man nicht für diese Patientengruppe eine eigene, selektive Krisenstation einrichten sollte, die sich in einem intensiven therapeutischen „setting" schwerpunktmäßig um Patienten mit psychogenen Reaktionen und psychosozialen Krisen bemüht. Da kein Aufnahmezwang bestehen darf, ist eine derartige Krisenstation nur innerhalb eines psychiatrischen Krankenhauses oder einer größeren psychiatrischen Abteilung am AKH denkbar. Extramuralität ist - das haben die ausländischen Beispiele gezeigt - in diesem Fall wohl kein zukunftsweisender Weg.

Dagegen machen die positiven Erfahrungen mit intramuralen Modelleinrichtungen deutlich, daß diese zwar nicht der erste Schritt zur Sicherstellung stationärer psychiatrischer Akutversorgung sein können, daß sie aber in den weiteren Prozeß der graduellen Ausdifferenzierung dieses Versorgungsbereichs mit einbezogen werden können.

6 Anschriften der beschriebenen Einrichtungen

Deutschland

Psychiatrische Aufnahmestation, Max-Planck-Institut für Psychiatrie, Kraepelinstr. 10, 8000 München 40

Psychiatrische Notfallstation, Bezirkskrankenhaus Haar, 8013 Haar

Toxikologische Abteilung, II. Med. Klinik, Klinikum rechts der Isar, Technische Universität, Ismaninger Str. 22, 8000 München 80

Krisenintervention/Psychosozialer Bereich, Med. Klinik der Städt. Kliniken Darmstadt, Grafenstr. 9, 6100 Darmstadt

Sektion Angewandte Suizidforschung, Voßstr. 4, 6900 Heidelberg 1

Kriseninterventionsstation, Krankenhaus „Bethanien", Virchowstr. 4, 4600 Dortmund-Hörde

Kriseninterventionszentrum, Krankenhaus Am Urban, Dieffenbachstr. 1, 1000 Berlin 61

Kriseninterventionsstation, Universitätsklinikum Steglitz, FU Berlin, Hindenburgdamm 30, 1000 Berlin 45

Niederlande

Krisiscentrum, 1e Helmersstraat 88, 1054 EG Amsterdam

Crisiscentrum, Psychiatrische kliniek, Academisch Ziekenhuis Groningen, Oostersingel 59, 9700 RB Groningen

Crisis-Interventiecentrum, Psychiatrisch Centrum, Tasmanstraat 188b, 2518 VT 's-Gravenhage (Den Haag)

Crisiscentrum Zuid-Kennemerland, Schotersingel 2, 2021 GE Haarlem

Krisiscentrum, Mathenesserlaan 270, 3021 HS Rotterdam

Krisisopvangcentrum, Kapoenstraat 4, 6211 KW Maastricht

Belgien

Crisis Hospitalisatie Psychiatrie, Akademisch Ziekenhuis St. Rafaël, Kapucijnenvoer 33, 3000 Leuven

Krisisopvangcentrum Oikonde-Hotel, Regastraat 11, 3000 Leuven

Onthaalcentrum Oikonde, Fiévéstraat 52, 9000 Gent

Krisisopvangcentrum „De Schelp", Elyzeese Velden 7, 9000 Gent

Krisisinterventiecentrum „De Ark", Meerhem 24 A, 9000 Gent

Centrum voor opvang van korte duur, Ombudscentrum AMOK, Paardenmarkt 103 a, 2000 Antwerpen

Crisisinterventiecentrum, Balansstraat 156, 2000 Antwerpen

Großbritannien

Regional Poisoning Treatment Center (Ward 3), The Royal Infirmary, Edinburgh EH3 9YW

Frankreich

Pavillon N, Hôpital Edouard-Herriot, place d'Arsonval, 69374 Lyon cedex 2

Schweiz

Kriseninterventionsstation, Sozialpsychiatrische Klinik der Universität Bern, Murtenstr. 21, 3010 Bern

7 Anmerkungen

1 Ablauf, Phaseneinteilung und Terminologie der „emotional crisis" lassen an Selyes (1969) Streßmodell denken: Der „antecedent stressor", beeinflußt durch „antecedent mediating factors", führt zum „General adaptation syndrome" (alarm reaction - state of resistance - state of exhaustion), das schließlich in adaptiven bzw. maladaptiven Responses endet. Korrelation, Analogie oder zufällige Parallele?
Ebenso stellt sich in diesem Zusammenhang noch eine grundsätzliche Frage: Ist „Krise" das objektive äußere Geschehen, eine externe Faktorenkonstellation, die das Individuum in eine bestimmte Reaktionslage versetzt (Entlassung, Erdbeben, Brand etc.), oder wird mit „Krise" die individuelle Reaktionsweise, das innerseelische Zustandsbild bezeichnet, das in einer Situation als klinisches Syndrom imponiert, oder die 3. Möglichkeit, gilt, wie la Pierre sagt, „no circumstance, however unusual, is a crisis, unless it is so defined by human beings". (zit. bei Hertzler 1940, S. 159), macht also, in Analogie zum Streßkonzept von Lazarus (1970), erst der individuelle oder kollektive „appraisal" aus einer Konstellation eine Krise?
Zur terminologischen Klärung hat Morley (1970) vorgeschlagen: Emotionally hazardous situation als externer Faktor, Crisis als Internal process. Beides zusammen: „emotional predicament".

2 Einen originellen Weg, Schwerpunkte eines Crisis-Konzepts zu setzen, beschreibt Bloom (1963): Er legte 8 Crisis-Experten der Harvard School of Public Health 14 fingierte Krankengeschichten zur Beurteilung der Frage vor, ob, und wenn ja, warum es sich hier um eine „emotional crisis" handele. Die „case histories" unterschieden sich in 5 Variablen: a) Bewußtheit eines „precipitating event" seitens des Patienten, b) Raschheit des Störungsbeginns, c) An-/Abwesenheit einer „internal disruption", d) äußere Evidenz einer Verhaltensauffälligkeit und e) Schnelligkeit der Lösung. 2 Variable, a) und e), erwiesen sich als signifikant für die Einschätzung einer Situation als Krise.

3 Freilich wiesen auch schon Parad u. Caplan (1960) darauf hin, daß ungelöste alte Schlüsselprobleme in der Krise wieder durchbrechen können.

4 Allerdings hat Caplan die „consistency of pattern", die Homöostase, immer nur für einen kürzeren Zeitraum postuliert, nie als lebenslänglich-unabänderliches Verhaltensmuster. „In life, whenever you get an equilibrium, it has a tendency to continue, although I think you have to be aware here that the concepts of homeostasis do not really apply completely to human psychology because the human being is in a constant state of development" (Caplan 1961, S. 43).

5 Habermas (1973) unterscheidet neben dem „medizinischen" einen in der aristotelischen Ästhetik wurzelnden „dramaturgischen" Krisenbegriff. Während der medizinische Krisenbegriff vor allem auf die Objektivität des Krankheitsgeschehens abhebt, verknüpft der dramaturgische in stärkerem Maße die Objektivität der äußeren Gegebenheiten mit der subjektiven Seinsweise des einzelnen. (Überwindung des Schicksals durch Ausbildung einer neuen Identität.) Der aus dem klassischen Trauerspiel hervorgegangene dramaturgische Krisenbegriff fand dann später seine Entsprechung im „heilsgeschichtlichen" Krisenbegriff, welcher selbst wieder über die Ge-

schichtsphilosophie des 18. Jahrhunderts (z. B. Rousseau) Eingang in die Gesellschaftstheorien des letzten Jahrhunderts fand, man denke etwa an den sozialwissenschaftlichen Begriff der Systemkrise, wie ihn Karl Marx entwickelt hat.

Für Reiter u. Strotzka (1977) zeigt sich gerade in dem „heilsgeschichtlichen" Krisenverständnis ein weiterer, oft übersehener Aspekt des Krisenbegriffs, nämlich dessen „programmatisch-persuasive Seite":

„Die Etikettierung eines Zustands als Krise kann ein probates Mittel sein, Veränderungen einzuleiten, besonders dann, wenn man sich selbst als Heilmittel für eben diese Krise anpreisen kann" (S. 14).

Während heute der Begriff der Krise vornehmlich im Zusammenhang mit negativen Entwicklungen und Zuständen gebraucht wird, hat die aus dem dramaturgischen Krisenbegriff hervorgegangene Denkfigur die Krise vor allem als Chance zu etwas Neuem, Besseren gesehen - politisch-gesellschaftlich als Möglichkeit zur Überwindung eines überkommenen Systems, anthropologisch als Weg zur „Wesensbestimmung des werdenden Menschen" (von Gebsattel 1954).

6 Psychiatriegeschichtlich von Interesse mag die Theorie der „abnormen Krise" sein, die Kulenkampff Ende der 50er Jahre im konzeptuellen Rahmen der verstehenden Anthropologie entwickelt hat (Kulenkampff 1959).

Stehen dem einzelnen in einer normalen Krise verschiedene Möglichkeiten zur Verfügung, um „im Durchschreiten des krisenhaften Übergangs zwischen Entscheidungsmacht und Sog der Führungsmächte des Wegs zu steuern" (Kulenkampff 1959, S. 72), so gerät das Individuum in der abnormen Krise in ein „existentielles Dilemma", in eine „sackgassenartig" sich verengende Weltstruktur, weil ihm seine „wunde Stelle, seine ‚Achillesferse' (Zutt)" nur einen einzigen Weg in der Krise läßt, den er zwanghaft weiterverfolgen muß, obgleich er ihm in der Realität verschlossen ist. „Er wird in der Krise zum Unmöglichen, zum Verzicht, zum Entsagen irgendeiner anderen Lösung gezwungen. (...) Es muß - könnte man simplifizierend sagen - weitergehen. Aber weil dieses ‚Weiter' verschlossen ist, taucht angesichts des Zwanges zum unmöglichen Wirklichen notwendig der Wahn als das mögliche Unwirkliche auf" (Kulenkampff 1959, S. 72 f.).

Conrad (1959) hat in einer grundsätzlichen Stellungnahme zu Kulenkampffs Ausführungen u. a. auch die Frage aufgeworfen, was passiert wäre, wenn man - was nach der von Kulenkampff vorgelegten Krankengeschichte durchaus möglich gewesen wäre - dem Patienten den ihm verschlossenen Weg durch geeignete äußere Hilfe rechtzeitig geöffnet hätte. Wäre die Psychose dann nicht ausgebrochen? Conrad verneint dies entschieden. - Die Theorie der „abnormen Krise" besitzt heute wohl eher historische Bedeutung, die von Conrad angeschnittene Problematik freilich ist erst unlängst durch die sog. Life-event-Forschung wieder in die Diskussion gekommen (Rolle der „precipitating events" in der Auslösung von Psychosen und damit verbunden die Frage, die schon von Conrad gestellt wurde, ob also eine rechtzeitige psychosoziale Intervention den späteren Ausbruch der Erkrankung verhindern kann) (s. auch 4.2.3).

7 Die ersten Phasen Eriksons fallen zeitlich ungefähr mit Freuds Phasen zusammen. Der konzeptuelle Unterschied liegt nach Erikson (1980, S. 123) darin, daß sich die Psychoanalyse mehr mit der Beeinträchtigung psychosozialer Funktionen durch psychosexuelle Krisen beschäftige als mit den spezifischen Krisen, die durch Reifung der einzelnen Funktionen entstehen.

8 Erikson warnt davor, neurotische und „developmental"-Krisen zu verwechseln. Insbesondere im Stadium der Adoleszenz, in der Identitätsgewinn gegen Identitätsdiffusion stehe, könne „under prejudiced scrutinity" die „aggraveted crisis" fälschlich als „onset of neurosis" erscheinen (Erikson 1980, S. 125).

9 Eine gänzlich andere Verwendung des Krisenbegriffs in einem Entwicklungskonzept findet sich in Arietis Schizophreniegenesemodell (in Scharfstetter 1983, S. 108): Phase 3, die in die Pubertät fällt, stellt die sog. präpsychotische Krise dar („Innen ist alles durcheinander"), bevor in Phase 4

die Psychose ausbricht („Außen ist alles durcheinander"). Krise hier als destabilisierter Zustand vor dem endgültigen Zusammenbruch.

10 Hierbei erhebt sich die Frage, wie man zwischen „normaler" und „pathologischer" Krise unterscheiden will. Nach Häfner u. Helmchen (1978) kommen als Grenzkriterien in Frage „neben positiven diagnostischen Merkmalen (...) unmittelbar drohender oder bereits erfolgter Zusammenbruch der Fähigkeiten zur Erfüllung entscheidender sozialer Rollen oder Aufgaben oder der Zusammenbruch wesentlich psychischer Funktionen (...)" (Häfner u. Helmchen 1978, S. 87).

11 In dieser Arbeit wird von „Klienten" ebenso wie von „Patienten" die Rede sein. Beide Begriffe scheinen nötig, denn weder der eine noch der andere allein werden dem ganzen Spektrum psychischer Beeinträchtigungen gerecht, das sich zwischen psychiatrischem Notfall und situativer Krise den hier beschriebenen Institutionen präsentiert. Der akut psychisch Kranke ist kein „Klient", wenn der Begriff nicht zum Etikett ideologischer Voreingenommenheit werden soll, andererseits ist nicht jeder, der in einer kritischen Lebenssituation für kurze Zeit Hilfe sucht, deswegen schon ein „Patient". Um der Gefahr zu entgehen, Terminologie zum Vehikel einer bestimmten Weltanschauung zu machen, werden die beiden Begriffe in dieser Untersuchung rein pragmatisch definiert: Solche, die in psychiatrisch-ärztlichen Einrichtungen behandelt werden, werden als „Patienten", solche, die in psychosozialen, nichtärztlichen Institutionen beraten und betreut werden, als „Klienten" bezeichnet.

12 Die in dieser Arbeit vorgenommene Unterscheidung Crisis intervention - Krisenintervention dient eher der begrifflichen Präzisierung, als daß sie den tatsächlichen Gegebenheiten in den USA gerecht würde. Dort hat sich Crisis intervention mittlerweile ebenso zu einem „catch-all"-Konzept ausgeweitet wie bei uns.
Indessen muß doch darauf hingewiesen werden, daß in neueren amerikanischen Arbeiten zunehmend Kritik an der üblichen, oft bis zur Austauschbarkeit unscharfen Begriffsverwendung von Crisis intervention und Brief (short-term) psychotherapy geübt und weiterhin für eine Abgrenzung beider Methoden plädiert wird. Nach Stuart u. Mackey (1977) ergeben sich aus dem Modell „person + stress yields reaction (symptom)" Aufgaben und Grenzen der einzelnen Therapieformen. Short-term therapy zielt auf das Individuum, Crisis intervention auf die Reduktion bzw. Beseitigung des Streß und Emergency care auf die Linderung bzw. Behebung der Symptome. Marmor (1979), der die 3 Interventionsformen insgesamt als Kontinuum sieht, weist darauf hin, daß Crisis intervention mit Beendigung der Krise zu Ende ist - was für eine Kurztherapie nicht unbedingt gilt, und daß Crisis intervention auch andere Techniken und Maßnahmen einbeziehen kann, während die Kurzpsychotherapie essentiell immer eine One-to-one-Therapie bleibt. McGee (1983) legt dar, daß die Brief psychotherapy aus dem klassischen psychoanalytischen Ansatz hervorgegangen sei, wogegen Crisis intervention eher dem sozialfürsorgerischen Bereich entstamme.

Hauptunterscheidungsmerkmale (Nach McGee 1983)

Brief psychotherapy	Crisis intervention
Primär Individuum, sekundär Situation als Fokus	Precipitating event oder Situation als Fokus
Betonung der Bedeutung früherer Erfahrungen bei der Bewältigung aktueller Probleme	Erweiterung des Problemlösungs- und Coping-Repertoires
Sitzungen nach Vereinbarung begrenzter Zeitraum	Unmittelbar verfügbar (24 h)
Nur von ausgebildeten Psychotherapeuten durchführbar	Effektiv durchführbar von geübten „crisis counselors" ohne professionellen Hintergrund

13 Auch wenn die von der International Association for Suicide Prevention (IASP) herausgegebene Zeitschrift „Crisis Crisis Crisis" heißt, sind doch Krise und Suizid(versuch) keine identischen Begriffe. Krise kann Vorläufer eines Suizids sein, der dann selbst zu einer „Krisenlösungsstrategie" wird (Sonneck 1982), der Suizidversuch kann durch Distanzierung vom Vorausgegangenen der Bewältigung einer Krise Vorschub leisten (Bochnik u. Richtberg 1978, s. auch 2.2). Ebensowenig sind Selbstmordverhütung und Krisenintervention gleichzusetzende Methoden. „Es besteht ein enger Zusammenhang zwischen Selbstmord und Krise, weil Selbstmord aus einer sehr langen Entwicklung resultiert, manchmal aber auch aus einer plötzlich sich verdichtenden Krise, bei der die Zeit eine entscheidende Rolle spielt. Der Begriff der Selbstmordverhütung darf aber nicht in der Krisenintervention untergehen; die beiden haben Gemeinsames, aber Krisenintervention und Selbstmordverhütung sind nicht identisch. Aber, wer Krisen auffängt, verhindert, daß sich die Krise zum präsuizidalen Syndrom verdichtet (...)" (Ringel 1980, S. 21).

14 Tony Garnier (1869-1948) wurde 1905 vom neugewählten Bürgermeister E. Herriot als Stadtarchitekt nach Lyon berufen, wo er u. a. den Schlachthof und das Stadion erbaute. Berühmt wurden v. a. seine stadtplanerischen Entwürfe zu einer „cité industrielle".

15 Es gibt in Amsterdam noch 2 weitere aufnahmefähige Krisenzentren: Eines für Jugendliche und eines von der Heilsarmee, beide (psycho-)sozial ausgerichtet, ohne psychiatrisch-fachliche Mitwirkung. Zur psychiatrischen Bettenzahl in der Amsterdamer Region: 75 Betten im W. Gasthuis, 75-100 Betten in der Valeriusklinik, 30 Betten in der psychiatrischen Abteilung des Lukashospitals und 800-1000 Betten im regionalen Bezirkskrankenhaus Santpoort (bei Haarlem).

16 Genau das Gegenteil war in Utrecht der Fall: Ausreichend Betten, aber zuwenig extramurale Dienste. Entsprechend wurde ein rein ambulantes Krisenzentrum geschaffen (Beenackers u. Donker 1981; Donker 1982).

17 Patienten der EH werden meist noch im Krankenhaus von einem Mitarbeiter des KC gesehen und vor der Übernahme im KC-Team diskutiert. Die Ärzte der EH neigen dazu, auf Sicherheit zu gehen und eher zuviel Patienten zu überweisen, während der städtische Psychiater bemüht ist, soviel wie nur möglich ambulant zu erledigen. Dr. Smeets trifft sich 2mal in der Woche mit den städtischen Psychiatern und 2mal im Monat mit den Klinikern zu Fallbesprechungen.

18 Psychiatrische Patienten werden permanent von einem Mitarbeiter betreut/beobachtet. Weiterhin wird darauf geachtet, einen Patienten nie länger als eine Schicht durch einen anzulernenden Mitarbeiter zu versorgen. Insgesamt wird der dauernde Wechsel der Bezugsperson von den Patienten unterschiedlich beurteilt. Dem Team erscheint er geeignet, der Gefahr einer Verwöhnung und Abhängigkeit entgegenzuwirken.

19 Die Schroeder-van-der-Kolk-Vereinigung wurde 1923 als Hilfsorganisation für Menschen gegründet, die aufgrund einer geistigen Behinderung oder einer seelischen Krankheit nicht eigenständig in der Gesellschaft leben können. Heute beschäftigt die Vereinigung mehr als 330 Mitarbeiter in der Versorgung von über 1400 Patienten in insgesamt 15 von der Vereinigung betriebenen Gebäuden (8 Day-care-Zentren, 5 Hostels, 2 Workshops, Dental centre, Psychiatrisch centrum).
Der Namenspatron Dr. Jacobus Ludovicus Schroeder van der Kolk (1797-1863) war ein bedeutender niederländischer Reformpsychiater, der wesentlich an der Umwandlung der alten Irrenhäuser in medizinische Einrichtungen beteiligt war (Lunacy Act 1841).

20 Die 3 RIAGGs (Regionale Instelling Ambulante Geestelijke Gezondheidszorg), in die Den Haag aufgeteilt ist, haben folgenden Personalschlüssel:

RIAGG I	RIAGG II	RIAGG III
1 Koordinator 5 sozialpsychiatrische Gemeindeschwestern 1 Psychologe	1 Koordinator 6 sozialpsychiatrische Gemeindeschwestern 1 Psychologe	1 Koordinator 6 sozialpsychiatrische Gemeindeschwestern 3 Psychologen

21 Der Opvangpost, nicht gegründet, nur um noch eine weitere Verweisungsinstanz zu schaffen, sieht seine Aufgabe in der Stärkung der sog. Ersten Linie. Hulpverleners dieser Ersten Linie können sich an den Opvangpost wenden, wenn eine akute Problemsituation eines ihrer Klienten ihre eigenen Möglichkeiten und Kräfte überschreitet.
Der Opvangpost bietet:
- Konsultationen
- ersten Opvang } telefonisch oder direkt
- Krisisinterventie
- Krisisinterventie in der Umgebung des Patienten (out-reaching)
- Weitervermittlung
- Einschaltung psychosozialer und psychiatrischer Einrichtungen.

22 Die entsprechende Passage aus dem Dekret lautet:
„De dienst A is bestemd voor volwassenen patienten, die ofwel een dringende hulp behoeven in geval van krisistoestand, ofwel een observatie of aktieve behandeling vergen." (zit. aus Stevens 1981, S. 110) (Dt.: Der A-Dienst ist für volljährige Patienten bestimmt, die dringende Hilfe in einer Krise brauchen, oder die eine Observation oder aktive Behandlung verlangen.)
Daneben gibt es folgende psychiatrische stationäre Dienste: K: dienst neuropsychiatrie voor kinderen; F: gesloten psychiatrische dienst; P: dienst voor neuropsychiatrie.
Entsprechend dem Dekret ist für einen A-Dienst von 30 Betten folgender Personalschlüssel vorgesehen: 1 Psychiater, 1 Psychiater oder Internist, 0,5 Psychologe, 0,5 Sozialarbeiter und 11 Pflegekräfte.

23 Die Grenzen zwischen IV und V, also den psycho-(-sozialen) und (psycho-)-sozialen Krisenzentren sind ohne Frage fließend, gleichwohl scheint eine Unterscheidung insofern gerechtfertigt, als erstere eher auf die rasche Beeinflussung einer psychischen Krise mit therapeutischen Mitteln unter flankierenden sozialen Maßnahmen ausgerichtet sind, während bei letzteren das Dach über dem Kopf und das Bett für die Nacht die wesentlichen Mittel der Akutversorgung darstellen - weniger aus mangelndem Angebot anderer Maßnahmen denn aus fehlender Inanspruchnahme.

24 Nach Freudenberger (1974) sind im einzelnen somatische (Ermüdung, gastrointestinale Beschwerden, Schlafstörungen usw.), psychische (Niedergeschlagenheit, Angst, Rigidität usw.) und interpersonale Symptome (Distanzierung, Verkürzung von Interviews usw.) des „burn-out"-Syndroms zu unterscheiden. Die Stadien des „burn-out" sind a) Enthusiasmus, b) Stagnation, c) Frustration, und d) Apathie (und e) Hilflosigkeit) (Edelwich 1980, erwähnt in Aguilera u. Messick 1982). Es sei noch darauf hingewiesen, daß „burn-out" nicht gleichzusetzen ist mit „job dissatisfaction", im Gegenteil soll das „burn-out"-Syndrom gerade bei besonders engagierten Mitarbeitern auftreten (Freudenberger 1975).

25 Keine Mittelwertsberechnung in V, da eine Einrichtung nur für Männer (Oikonde Gent) und eine überwiegend (78%) für Männer ist (Oikonde Leuven).

26 Es ist ein interessanter Nebenbefund der Untersuchung von Gibbons et al. (1979), daß die psychiatrische Verlegungsrate fast um die Hälfte, nämlich auf 7,9% sank, als im Rahmen des Forschungsprogramms die routinehafte Konsultation durch den „duty-psychiatrist" von einem strukturierten „assessment" durch 2 „research-psychiatrists" ersetzt wurde.

27 Noch dazu ist die spätere Inanspruchnahmerate bei Suizidpatienten signifikant niedriger als bei den übrigen psychiatrischen Patienten, die auf einer Notfallstation eines Allgemeinkrankenhauses psychiatrisch-konsiliarisch versorgt werden (Del Gaudio et al. 1977).

28 Newson-Smith u. Hirsch (1979) kamen bei einem „assessment"-Vergleich zwischen Sozialarbeitern und Psychiatern zu ähnlichen Ergebnissen.

29 Es ist auch schon erwogen worden, ob nicht allzu viel Hilfe und Beistand nach dem Suizidversuch möglicherweise späteres suizidales Verhalten geradezu verstärken kann, wenn in ähnlich ausweglosen Situationen wieder Hilfe gesucht wird (Morgan 1976, erwähnt bei Bancroft u. Marsack 1977).

30 Nach Auerbach u. Kilman (1977) allerdings sind diese Ergebnisse „at best suggestive" (S. 1193).

31 Aus einem etwas anderen Blickwinkel hat auch Häfner (1975) eine zurückhaltende Indikationsstellung zur stationären Aufnahme von Kranken bei Lebenskrisen, Erlebnisreaktionen u. ä. gefordert: „Wenn stationäre Behandlung einmal als Hilfe angeboten wurde, so wird sie in ähnlichen Situationen anderen Möglichkeiten der Hilfe mit Wahrscheinlichkeit vorgezogen werden" (S. 416). Langsley et al. (1971) konnten zudem in einer randomisierten Studie zeigen, daß als einweisungsbedürftig angesehene Patienten mit gleichem, teilweise sogar besserem Erfolg durch eine ambulante „family crisis therapy" behandelt werden konnten.

32 Wenngleich nichtambulante Krisenintervention mit ihrem vorstationären, aufnahmepräventiven Charakter wohl nicht einfach mit einem kurzen, stationären Klinikaufenthalt auf einer regulären psychiatrischen Station gleichgesetzt werden kann.

33 Nach Hanssen u. Rosewall (1976) dagegen erweist sich auch für einen chronisch psychotischen Patienten, der während einer Life crisis dekompensiert, das Crisis-intervention-Konzept als „equally appropriate". Durch dessen Anwendung solle gerade vermieden werden, daß einem einmal als psychotisch diagnostizierten Patienten nur noch eine Exazerbation seiner Psychose, nicht aber „the right to have a life crisis" zugestanden wird (S. 79f.).

34 Binder (1979) fand in einer retrospektiven Studie an der 11-Betten-Crisis-Intervention-Unit des Langsley Porter Neuropsychiatric Institute, San Francisco (mittlere Verweilzeit 6 Tage), daß 44% aller Patienten während ihres Aufenthalts mindestens einmal isoliert wurden, ¾ davon am ersten Tag (Wirkungslatenz der Psychopharmaka?). Diese, verglichen mit europäischen Einrichtungen doch ungewöhnlich hohe Rate, erklärt sich zum einen wohl daraus, daß der Anteil psychotischer Patienten an der Gesamtanzahl bei 74% lag (z. T. Zwangseinweisungen), zum anderen mag beigetragen haben, daß - nach genereller Ermächtigung durch den Arzt - das Pflegepersonal von sich aus über Isolierungsmaßnahmen entscheiden konnte.

35 Die Anzahl der dann tatsächlich nicht nachbetreuten Patienten liegt in Groningen bei 10% (8% hatten weitere Betreuungsmaßnahmen abgelehnt). Es ist also zu unterscheiden zwischen dem Weiterbehandlungsbedarf aus ärztlicher Sicht und der tatsächlichen Inanspruchnahme seitens des Patienten (zum Inanspruchnahmeproblem s. unten).

36 Die Liaisondienste (I) lassen sich allerdings, auch wenn alle genannten Zugangswege, also nicht nur der Rettungssanitäter, als möglich angegeben wurden, in dieser Hinsicht schlecht mit den übrigen Einrichtungen vergleichen.

37 In einer katamnestischen Befragung, die Hauck u. Wegener (1980) an Patienten der Kriseninterventionsstation des KH Am Urban, Berlin, durchführten, gaben 74,1% an, eine Nachbetreuung durch das psychosoziale Team der Station für sinnvoll zu halten, 63,3% wären bereit gewesen, zu weiteren Gesprächen zu kommen.

38 Wiederaufnahmeraten allein sind, wie Erickson u. Paige (1973) meinen, freilich ein zweifelhaftes Erfolgskriterium. Zum einen sei fraglich, ob tatsächlich *alle* Wiederaufnahmen, oder nur die im eigenen und in benachbarten Krankenhäusern erfaßt würden, zum anderen würden Selbstmord, Inhaftierung etc. wie ein Behandlungserfolg gezählt.

39 Ein zusätzlicher Befund in Hegs Arbeit ist die beobachtete Tatsache, daß Patienten eher wegen der Dynamik ihrer psychischen Störungen als wegen der Belastung der Angehörigen wieder eingewiesen werden. Gleichwohl scheint damit noch nicht Häfners Frage aus der Welt, „ob die Bürde der Angehörigen im Interesse einer Ideologie ‚Psychiatrie ohne Bett' hintangestellt werden darf. Eine Verschiebung von Belastungen auf die Eltern, den Partner oder die Kinder ist jedenfalls keine vertretbare Lösung einer Krise, auch wenn sie den Patienten und seinen Berater entlastet haben sollte" (Häfner 1974, S. 145).

40 Die Gründung eines Krisenzentrums wurde nur unter der Voraussetzung befürwortet, daß es sich um ein zeitlich befristetes, wissenschaftlich begleitetes Experiment handele, das die verschiedenen Aspekte der Intervention (Bedarf, Technik, Inanspruchnahme etc.) erforsche, um dann Einrichtungen, die Krisenintervention in ihr Behandlungsrepertoire aufnehmen wollten, fundiertes Material an die Hand geben zu können. Genau diesen Zielvorstellungen entsprachen die beiden Projekte „Krisiscentrum Overvecht" (1974-1978) und - als Nachfolger - „Krisiscentrum Utrecht" (1978-1982), über deren (rein ambulante) Tätigkeit inzwischen eine ausführliche Dokumentation vorliegt (Beenackers u. Donker 1981).

41 Ähnliches berichten Pearlman et al. (1973) von einer psychiatrischen Acute treatment unit (3 Betten, max. 24 h), die dem Emergency room eines Allgemeinkrankenhauses angegliedert ist.

42 Einzig bei den kurzzeitbehandelten Alkoholikern lag die Wiederaufnahmerate signifikant ($p < 0.01$) höher als bei den länger stationär behandelten. Zusätzliches Indiz, daß diese Patientengruppe offenbar am wenigsten von einer Krisenintervention profitiert (s. auch 4.2.4). Hirsch et al. (1979) fanden in einer Kennedys Arbeit ähnlichen Studie ebenfalls keine Unterschiede zwischen einer Brief-care- und einer Standard-care-Gruppe hinsichtlich Symptombesserung, Angehörigenbelastung, Inanspruchnahme von Hausärzten, Sozialdiensten etc. Kennedy (1979) hat in einer Stellungnahme zu dieser Untersuchung allerdings darauf hingewiesen, daß der Wille, Patienten rascher zu entlassen, wenn er, wie bei Hirsch et al. (1979) einziger neuer Behandlungsfaktor bleibe, allein noch wenig ausrichte. Wie das Beispiel Edinburgh, also der von ihm untersuchte Experimental Ward, zeige, könne eine substantielle Senkung erreicht werden „only after months of thoughtful and laborious reorganisation of a ward, which involved staff having to learn new skills and deploy their time quite differently" (S. 751).

43 In Hagnells (1970) Feldstudie (Lundby) zerfielen die neurotischen Episoden im wesentlichen in 2 Untergruppen. Eine etwas größere mit kurzdauernden Störungen (1 bis ca. 4 Monate), die sich als psychogene Reaktionen oder Krisen beschreiben lassen (Katschnig u. Strotzka 1977) und eine etwas kleinere Gruppe mit längerfristigen Störungen. Strotzka (1977) gab als Minimalzahl

der Prävalenz psychogener Reaktionen 3% an (Neurosen und Charakterneurosen je 5%). In einer Fünfjahresfeldstudie an einer ostamerikanischen Inselbevölkerung ermittelte Mazer (1974), daß 19% der Population während des Erhebungszeitraums ein „predicament" erfahren hatte, sei es psychiatrischer oder „parapsychiatrischer" Art (Scheidung, Autounfall, Inhaftierung usw.) gewesen. Dilling et al. (1984) fanden in einer oberbayerischen Erhebung für die Hauptdiagnose „Psychische Auffälligkeit nach situativen Belastungen" (ICD 307, 8. Rev.) eine Häufigkeit von 0,2%. Die häufigste Erstdiagnose im vierstelligen ICD-Schlüssel war die neurotische Depression (ICD 300.4); insofern beachtenswert, als dieses Krankheitsbild auch auf Krisenstationen relativ häufig ist. Nun machen freilich die eigentlichen Krisenreaktionen nur einen geringen Anteil der Patienten nichtambulanter Krisenzentren aus. Kramer u. Taube (1973) fanden „transient situational personality disorders" nur in Outpatient clinics, nicht aber in psychiatrischen Abteilungen oder Krankenhäusern, unter den 5 am häufigsten gestellten Diagnosen.
Für die meisten psychiatrischen Krisenpatienten gilt, was Fisch et al. (1964) durch eine eigene Untersuchung bestätigt fanden: „(...) the syndromes of acute psychiatric emergencies are widely distributed in different diagnostic groups and (...) the different diagnostic groups are represented in almost every acute emergency syndrome" (S. 579).
Damit sind der Erfassung der Krisensyndrome in den üblichen Kategorien epidemiologischer Erhebungen weitgehende Grenzen gesetzt. Weder der ICD noch das DSM II scheinen zudem besonders geeignet, akute Krisensyndrome ausreichend zu klassifizieren (Dorn u. Berzewski 1979 bzw. Spitz 1976).
Aber selbst wenn exakte Prävalenzdaten vorlägen, würden sie für sich genommen noch keine hinreichende Planungsgrundlage bieten (Katschnig 1979); vielmehr müßten neben der Diagnose z. B. auch die geeigneten Behandlungsmodalitäten (stationär, halbstationär, ambulant) ermittelt werden (Häfner 1979).

44 In Flandern läßt sich eine vergleichbare dreistufige Versorgungsplanung finden: Anstelle der RIAGG treten hier die noch etwas weniger ausgebauten und auch etwas unflexibleren DGGZ (Diensten voor Geestelijke Gezondheidszorg). Krisisopvanghäuser bestehen ebenso. Lediglich die akutpsychiatrische Intervention ist von den separaten extramuralen Einrichtungen in psychiatrische Akutaufnahmestationen verlegt (s. Leuven).

45 Es stellt sich dabei die Frage, ob bzw. wie weit Krisenintervention in den gesellschaftlichen Raum hineinreichen und selbst auf politische Entscheidungsprozesse einwirken soll. Krisenintervention als Hebel, um Veränderungen von gesellschaftlichen Verhältnissen durchzusetzen, die als krisenauslösend angesehen werden?
Nach Wolff (1976) bleibt „Krisenintervention, die sich nur um die Veränderung der subjektiven Momente bei der Krisenentstehung bekümmert und die objektiven Hintergründe unbeachtet läßt, (...) bloße Anpassungsstrategie" (S. 209). Die Intervention „hätte sich somit explizit auch als Intervention in die Alltagspraxis der Klienten und damit umgreifend als politische Tätigkeit zu verstehen" (S. 180). Dadurch verändere sich zugleich das traditionelle Verhältnis Therapeut - Patient. Krisenintervention sei in letzter Konsequenz auch eine „solidarische Aktion mit den Klienten für die Durchsetzung gemeinsamer Ziele und die Abschaffung gemeinsamer Schwierigkeiten" (S. 181).
Häfner (1977) hat dagegen entschieden vor selbsternanntem Heilsbringertum in der Psychiatrie gewarnt. Psychiater seien weder legitimiert noch kompetent, soziale Systeme zu manipulieren. Zudem lasse sich das aggressive Ziel, durch Veränderung der Gesellschaft der Entstehung von Krisen vorzubeugen, nicht unmittelbar mit der helfenden Intervention in Krisen von Einzelpersonen verbinden.

8 Literatur

Aalberg V (1971) SOS-Service, The Suicide Prevention Center in Helsinki. Psychiatr Fennica 247-250

Aalberg V (1978) New approaches to crisis intervention. In: Proceedings IX. International Congress on Suicide Prevention and Crisis Intervention (Helsinki 20.-23. June 1977). Oy Länsi-Savo, Mikkeli, pp 88-89

Adler A (1945) Two different types of post-traumatic neuroses. Am J Psychiatry 102: 237-240

Aguilera DC, Messick JM ([2]1974, [4]1982) Crisis intervention - theory and methodology. Mosby, St. Louis

Alevizos PN, Liberman RP (1976) Behavioral approaches to family crisis intervention. In: Parad HJ, Resnik HLP, Parad LG (eds) Emergency and disaster management - a mental health source book. Charles, Bowie, pp 129-143

Allgeyer J (1976) Resolving individual crises through group methods. In: Parad HJ, Resnik HLP, Parad LG (eds) Emergency and disaster management - a mental health source book. Charles, Bowie, pp 159-167

Anderson WH, Kuehnle JC, Catanzano DM (1976) Rapid treatment of acute psychosis. Am J Psychiatry 133/9: 1076-1078

Auerbach SM, Kilman PR (1977) Crisis intervention: A review of outcome research. Psychol Bull 84/6: 1189-1217

Babiker JE (1974) Determinants of outcome in a psychiatric emergency clinic. Scott Med J 19: 196-199

Baldwin BA (1978) A paradigm for the classification of emotional crises: Implications for crisis intervention. Am J Orthopsychiatry 48/3: 538-551

Baldwin KA (1968) Crisis-focused casework in a child guidance clinic. Soc Casework 49: 28-34

Bancroft J, Marsack P (1977) The repetitiveness of self-poisoning and self-injury. Br J Psychiatry 131: 394-399

Baren JB (1976) The ice cream parlor disaster. In: Parad HJ, Resnik HLP, Parad LG (eds) Emergency and disaster management - a mental health source book. Charles, Bowie, pp 353-362

Barraband G, Bensaid N, Birraux A et al. (1974) Une garde de psychiatrie à l'Hôtel-Dieu de Paris - un entretien. Concours Méd 96: 3587-3594

Barton GM (1982) Emergency psychiatry: The outlook for the future. Psychiatr Ann 12/8: 807-809, 812, 813

Basaglia F (1980) Crisisintervention, treatment and rehabilitation. In: Alternatives to mental hospitals. Proceedings eines Workshops der "Nationale Vereniging voor Geestelijke Gezondheidszorg" und der "World Federation for Mental Health" vom 31.3.-3.4. 1980 in Gent, pp 35-38

Bassuk EL, Birk AW (eds) (1984) Emergency psychiatry - concepts, methods and practices. Plenum, New York

Bassuk EL, Gerson S (1980) Chronic crisis patients: A discrete clinical group. Am J Psychiatry 137/12: 1513-1517

Bassuk EL, Winter R, Apsler R (1983) Cross-cultural comparison of British and American emergencies. Am J Psychiatry 140/2: 180-184

Baumann H (1980) Krisenintervention aus der Sicht eines Klinikpfarrers. In: Pöldinger W, Stoll-Hürlimann M (Hrsg) Krisenintervention auf interdisziplinärer Basis. Huber, Bern, S 37-40

Baxter S, Chodorkoff B, Underhill R (1968) Psychiatric emergenices: Dispositional determinants and the validity of the decision to admit. Am J Psychiatry 124/11: 1542-1548

Beck JC, Worthen K (1972) Precipitating stress, crisis theory and hospitalization in schizophrenia and depression. Arch Gen Psychiatry 26: 123-129

Beenackers AAJM (1982a) Een leertheoretisch crisismodel. Gezondheid Samenleving 3/1: 35-44
Beenackers AAJM (1982b) Das Krisenzentrum Utrecht. Vortrag, gehalten auf dem 2. Kongreß für Klinische Psychologie und Psychotherapie, Berlin 14.2.-19.2. 1982
Beenackers AAJM, Donker MCH (1981) Evaluatie Krisiscentrum Utrecht Rapport V Eind-Evaluatie. Onderzoeksgroep Krisiscentrum Utrecht, Utrecht
Bellak L (1968) The role and nature of emergency psychotherapy. Am J Public Health 58/2: 344-347
Bellak L (1977) Kombinierte Psycho- und Pharmakotherapie unter besonderer Berücksichtigung von Kurz- und Notfalltherapie. Psychiatr Clin (Basel) 10: 102-113
Bellak L, Faithorn P (1981) Crises and special problems in psychoanalysis and psychotherapie. Brunner & Mazel, New York
Bellak L, Small L (1972) Kurzpsychotherapie und Notfallpsychotherapie. Suhrkamp, Frankfurt/M
Bennett DH (1983) Neue Formen der psychiatrischen Betreuung in Triest. In: Siedow H (Hrsg) Standorte der Psychiatrie, Bd 3: Auflösung der Psychiatrischen Großkrankenhäuser. Urban & Schwarzenberg, München
Berger E (1977) Teamarbeit in der Jugendfürsorge als Instrument der Krisenintervention. Psychiatr Clin (Basel) 10: 123-130
Berren MR, Beigel A, Ghertner S (1980) A typology for the classification of disasters. Community Ment Health J 16/2: 103-111
Berren MR, Beigel A, Barker G (1982) A typology of disasters: Implications for intervention. Community Ment Health J 18/2: 120-134
Berzewski H (1983) Der psychiatrische Notfall. Perimed, Erlangen
Berzewski H, Dorn H (1978) Diagnose und Versorgung - Erster Arbeitsbericht der Psychiatrischen Ambulanz im Klinikum Steglitz. Psychiatr Prax 5/4: 222-230
Billion A (1979) Indications et limites des psychotropes dans les urgences psychiatriques. Urgence [Suppl] 14: 29-30
Binder RL (1979) The use of seclusion on an inpatient crisis intervention unit. Hosp Community Psychiatry 30/4: 266-269
Birger D, Plutchnik R, Conte HR (1974) The evolution and demise of a crisis intervention program in a State Hospital. Hosp Community Psychiatry 25/10: 675-677
Blane HT, Muller JJ, Chafetz ME (1967) Acute psychiatric services in the General Hospital: II. Current status of emergency psychiatric services. Am J Psychiatry [Suppl] 124/4: 37-45
Bloom BL (1963) Definitional aspects of the crisis concept. J Consult Psychol 27: 6
Bochnik HJ, Richtberg W (1978) Krise und Notfall als psychiatrische Aufgaben. In: Haase HJ (Hrsg) Krisenintervention in der Psychiatrie (4. Psychiatrie-Symposion, Landeck, 3.6. 1977). Schattauer, Stuttgart, S 209-219
Bogard HM (1970) Follow-up study of suicidal patients seen in emergency room consultation. Am J Psychiatry 126/7: 1017-1020
Böhme K (1978) Krisenintervention im poliklinischen Bereich. In: Haase HJ (Hrsg) Krisenintervention in der Psychiatrie (4. Psychiatrie-Symposion, Landeck, 3.6. 1977). Schattauer, Stuttgart, S 85-92
Böhme K (1980) Zur praktischen Versorgung von Suicidenten. Nervenarzt 51: 152-158
Böhme K, Kulessa C, Reiner A (1978) Entwicklung der Suizidentennachbetreuung auf der Intensivstation der Medizinischen Universitätsklinik Heidelberg. Suizidprophylaxe 5/15: 101-106
Bolm W (1980) Zum Einfluß beruflicher Belastungen auf die Entstehung psychischer Krisen - Eine klinische Untersuchung. Psychiatr Prax 7: 172-177
Boman B, Streimer G, Perkins M (1981) Crisis intervention and pharmacotherapy. Crisis 2/1: 41-49
Brandon S (1970) Crisis theory and possibilities of therapeutic intervention. Br J Psychiatry 117: 627-633
Braun U, Hergrüter E (1980) Gemeindepsychiatrische Arbeit der Initiativgruppe „Kriseninterventionsdienst" (KID) im Münchener Stadtteil Haidhausen. In: Braun U, Hergrüter E (Hrsg) Antipsychiatrie und Gemeindepsychiatrie - Erfahrungen mit therapeutischen Alternativen. Campus, Frankfurt, S 165ff.
Brisset C (1972) L'avenir de la psychiatrie en France. Payot, Paris
Brodsky LW (1977) Anger provocation as a crisis intervention technique. Hosp Community Psychiatry 28/7: 533-536
Brook BD (1973) Crisis hostel: An alternative to psychiatric hospitalization for emergency patients. Hosp Community Psychiatry 24/9: 621-624

Brothwood J (1965) The work of a psychiatric emergency clinic. Br J Psychiatry 111: 631-634
Brown GW, Birley JLT (1970) Social precipitants of severe psychiatric disorders. In: Hare EH, Wing JK (eds) Psychiatric epidemiology. Oxford University Press, London, pp 321-325
Brown HF, Burditt VB, Liddell CW (1965) The crisis of relocation. In: Parad HJ (ed) Crisis intervention: Selected readings. Family Service Assoc of America, New York, pp 248-260
Browning CH, Tyson RL, Miller SI (1970) A study of psychiatric emergencies, part II. Suicide. Psychiatr Med 1: 359-366
Burgess A, Holmstrom L (1974) Rape: Victims of crisis. Brady, Bowie
Butcher JN, Maudal GR (1976) Crisis intervention. In: Weiner IB (ed) Clinical methods in psychology. Wiley, New York, pp 591-648
Buttiglieri MW, Brunse AJ, Wegener GM (1970) A combined admission and brief hospitalization unit. Hosp Community Psychiatry 21/8: 267-268
Caffey EM, Galbrecht CR, Klett CJ, Point P (1971) Brief hospitalization and aftercare in the treatment of schizophrenia. Arch Gen Psychiatry 24: 81-86
Caplan G (1961) An approach to community mental health. Tavistock, London
Caplan G (1963) Emotional crises. In: Deutsch A, Fishbein H (eds) The encyclopedia of mental health, vol 2. Watts, New York, pp 521-532
Caplan G (1964) Principles of preventive psychiatry. Tavistock, London
Caplan G (1974) Support systems and community mental health. Behavioral, New York
Caplan G (1976) Foreword. In: Parad HJ, Resnik HLP, Parad LG (eds) Emergency and disaster management - a mental health source book. Charles, Bowie, pp 23-25
Catalan J, Marsack P, Hawton KE, Whitwell D, Fagg J, Bancroft JHJ (1980) Comparison of doctors and nurses in the assessment of deliberate self-poisoning patients. Psychol Med 10: 483-491
Cavenar JO, Cavenar MG, Walker JI (1983) Crisis intervention. In: Walker JI (ed) Psychiatric emergencies - intervention and resolution. Lippincott, Philadelphia, pp 201-212
Chafetz ME, Blane HT, Muller JJ (1966) Acute psychiatric services in General Hospital: I. Implications for psychiatry in emergency admissions. Am J Psychiatry 123/6: 664-670
Chowdhury N, Hicks RC, Kreitman N (1973) Evaluation of an aftercare service for parasuicide (attempted suicide) patients. Soc Psychiatry 8: 67-81
Ciompi L (1975) Primärprävention psychischer Störungen. In: Enquête-Kommission (Hrsg) Bericht über die Lage der Psychiatrie in der BRD - Zur psychiatrischen und psychotherapeutisch/psychosomatischen Versorgung der Bevölkerung. Deutscher Bundestag - 7. Wahlperiode. Bonn, Anhang S 760-786
Ciompi L (1977) Gedanken zu den therapeutischen Möglichkeiten der provozierten Krise. Psychiatr Clin 10: 96-101
Ciompi L (1982) Ist die chronische Schizophrenie ein Artefakt? Dtsch Ärztebl 79/25: 44-46
Clark E (1965) Round-the-clock emergency psychiatric services. In: Parad HJ (ed) Crisis intervention: Selected readings. Family Service Assoc of America, New York, pp 261-273
Coenegrachts K, Cauwenberge K van (eds) (1983a) Een bed voor meer dan een nacht. Van Loghum Slaterus, Gent
Coenegrachts K, Cauwenberge K van (1983b) Oikonde-Gent: 5 jaar. In: Coenegrachts K, Cauwenberge K van (eds) Een bed voor meer dan een nacht. Van Loghum Slaterus, Gent, pp 9-20
Cohn JB, Rapport S (1970) Crisis on the crisis unit. Hosp Community Psychiatry 21/8: 243-246
Coleman MD, Zwerling I (1959) The psychiatric emergency clinic: A flexible way of meeting community mental health needs. Am J Psychiatry 115: 980-984
Colin M, Colin O (1975) Le service psychiatrique des urgences à l'hôpital général. Psychiatrie 23: 69-84
Colin M, Quenard O (1976) Le service psychiatrique des urgences à l'hôpital général. Bull Med Leg 19/1: 23-34
Conrad K (1959) Gestaltanalyse und Daseinsanalytik - Zugleich Bemerkung zum „Problem der abnormen Krise ..." von C Kulenkampff. Nervenarzt 30/9: 405-410
Cooper JE (1979) Crisis admission units and emergency psychiatric services. Report on a study - publ health in Europe 11. WHO, Copenhagen
Cranach M von, Wittchen HU (1980) Epidemiologische Aspekte der Evaluationsforschung in der psychiatrischen Versorgung. In: Biefang S (Hrsg) Evaluationsforschung in der Psychiatrie: Fragestellungen und Methoden. Enke, Stuttgart, S 208-249
Crary WG, Johnson SW (1970) Attitude therapy in a crisis intervention program. Hosp Community Psychiatry 21/5: 165-168

Creutz R, Kähler HD, Schmidt U (1978) Stationäre Einweisung als Krisenindikator? In: Haase HJ (Hrsg) Krisenintervention in der Psychiatrie (4. Psychiatrie-Symposion, Landeck, 3.6. 1977). Schattauer, Stuttgart, S 157-170

Cullberg J (1978) Krisen und Krisentherapie. Psychiatr Prax 5/1: 25-34

Darbonne AR (1967) Crisis: A review of theory, practice and research. Psychotherapy 4/2: 49-56

Decker JB, Stubblebine J (1972) Crisis intervention and prevention of psychiatric disability: A follow-up study. Am J Psychiatry 129/6: 725-729

Del Gaudio AC, Carpenter PJ, Stein LS, Morrow G (1977) Characteristics of patients completing referrals from an emergency department to a psychiatric outpatient clinic. Compr Psychiatry 18/3: 301-307

Demerath NJ, Wallace AFC (eds) (1957) Human adaptation to disaster. Hum Organization 16: 2

Dilling H, Weyerer S, Castell R (1984) Psychische Erkrankungen in der Bevölkerung. Forum der Psychiatrie, Neue Folge 19. Enke, Stuttgart

Dohrenwend BP, Dohrenwend BS, Schwartz GM, Link B, Neugebauer R, Wunsch-Hitzig R (1980) Mental illness in the United States - epidemiological estimates. Praeger, New York

Donker MCH (1982) Krisenintervention in den Niederlanden. Vortrag auf dem 2. Kongreß für Klinische Psychologie und Psychotherapie, Berlin, 14.2.-19.2. 1982

Dorn H, Berzewski H (1979) Konsiliarisch-psychiatrische Versorgung in einer Universitätsklinik. In: Proceedings of the III. South-East European Neuropsychiatric Conference, Thessaloniki, 26.9.-29.9. 1979, pp 25-38

Dörner K, Köchert R, Laer G von, Scherer K (1979) Gemeindepsychiatrie. Kohlhammer, Stuttgart

Dressler DM, Donovan JM, Geller RA (1976) Life stress and emotional crisis: The idiosyncratic interpretation of life events. Compr Psychiatry 17/4: 549-557

Dubin WR, Hanke N, Nickens HW (1984) Psychiatric emergencies. Livingstone, New York

Dyer ED (1963) Parenthood as crisis: A re-study. Marriage Fam Living 25: 2

Dynes RR, Quarantelli EL (1976) The family and community context of individual reactions to disaster. In: Parad HJ, Resnik HLP, Parad LG (eds) Emergency and disaster management - a mental health source book. Charles, Bowie, pp 231-244

Egetmeyer A (1984) Stand und Problem der Entwicklung von Institutsambulanzen an psychiatrischen Krankenhäusern. Spektrum Psychiatr Nervenheilkd 13/2: 62-66

Eisler RM, Hersen M (1973) Behavioral techniques in family-oriented crisis intervention. Arch Gen Psychiatry 28: 111-116

Elchardus JM, Vialle F, Canterino D, Colin M (1983) Premiers soins en santé mentale. Ronéo, Lyon

Engelmeier MP (1978) Krisenbehandlung in einem industriellen Großstadtraum. In: Haase HJ (Hrsg) Krisenintervention in der Psychiatrie (4. Psychiatrie-Symposion, Landeck, 3.6. 1977). Schattauer, Stuttgart, S 25-39

Enquête-Kommission (1975) Bericht über die Lage der Psychiatrie in der BRD - Zur psychiatrischen und psychotherapeutisch/psychosomatischen Versorgung der Bevölkerung. Deutscher Bundestag - 7. Wahlperiode. Bonn

Erickson RC, Paige AB (1973) Fallacies in using length-of-stay and return rates as measures of success. Hosp Community Psychiatry 24/8: 559-561

Erikson EH (1980) Identity and the life cycle, 2nd edn. Norton, New York

Ewalt PL (1973) The crisis-treatment approach in a child guidance clinic. Soc Casework 54: 406-411

Ewing CP (1978) Crisis intervention as psychotherapy. Oxford University Press, New York

Farberow NL (1967) Crisis, disaster and suicide: Theory and therapy. In: Shneidman ES (ed) Essays in self-destruction. Science House, New York, pp 373-398

Feinsilver DL, Hall RCW (1982) The new crisis psychiatry: An overview. Psychiatr Ann 12/8: 757-761

Fenichel O (1945) The psychoanalytic theory of neurosis. Norton & Co, New York

Feuerlein W (1971) Selbstmordversuch oder parasuicidale Handlung? - Tendenzen suicidalen Verhaltens. Nervenarzt 42: 127-130

Feuerlein W (1978) Krisenintervention bei Selbstmordpatienten. Therapiewoche 28: 2892-2898

Feuerlein W, Bronisch T, Fürmaier A (1983) Eine Station für Notfallpsychiatrie und Krisenintervention - Konzepte, Struktur und erste Erfahrungen. Psychiatr Prax 10/2: 41-48

Fisch M, Gruenberg EM, Bandfield C (1964) The epidemiology of psychiatric emergencies in an urban health district. Am J Public Health 54/4: 572-579

Foxman J (1976) The mobile psychiatric emergency team. In: Parad HJ, Resnik HLP, Parad LG (eds) Emergency and disaster management - a mental health source book. Charles, Bowie, pp 35-44

Freeman HL, Roy RG (1971) Some comparative studies of psychiatric emergencies. Compr Psychiatry 12/3: 208-216

Freud S (1955) Jenseits des Lustprinzips. Imago Publisher, London (Gesammelte Werke Bd 13, 3-69)

Freud S (1963) Trauer und Melancholie. S. Fischer, Frankfurt am Main, 1963 (Gesammelte Werke Bd 10, 428-446)

Freudenberger HJ (1974) Staff burn-out. J Soc Issues 30: 159-165

Freudenberger HJ (1975) The staff burn-out syndrome in alternative institutions. Psychotherapy 12: 73-82

Friedrich MH (1977) Krisenintervention bei Jugendlichen - Ein soziales Modell in Wien. Psychiatr Clin (Basel) 10: 114-122

Fürmaier A (1984) Therapeutisches Konzept stationärer Krisenintervention. Z Psychother Med Psychol 34: 70-75

Gardner R, Hanka R, O'Brien VC, Page AJF, Rees R (1977) Psychological and social evaluation in cases of deliberate self-poisoning admitted to a general hospital. Br Med J II: 1567-1570

Gardner R, Hanka R, Evison B, Mountford PM, O'Brien VC, Roberts SJ (1978) Consultation-liaison scheme for self-poisoned patients in a general hospital. Br Med J II: 1392-1394

Gebsattel VE von (1954) Prolegomena einer medizinischen Anthropologie. Springer, Berlin Göttingen Heidelberg

Gibbons JL, Gibbons JS, Elliott E et al. (1979) The Southampton parasuicide project. Report to the DHSS. Einzelveröffentlichungen: Br J Psychiatry (1978) 133: 111-119; Soc Psychiatry (1978) 13: 159-166; Br J Soc Work 8: 393-409

Glick ID, Hargreaves WA (1979) Psychiatric hospital treatment for the 1980s. - A controlled study of short vs long hospitalization. Lexington, Lexington

Glick ID, Hargreaves WA, Drues J, Showstack JA (1976) Short vs long hospitalization. A controlled study: III. Inpatient results for nonschizophrenics. Arch Gen Psychiatry 33: 78-83

Golan N (1969) When is a client in crisis? Soc Casework 50: 389-394

Golan N (1972) Social work intervention in medical crises. Hosp Community Psychiatry 23: 41-45

Golan N (1978) Treatment in crisis situations. Free Press, New York

Goldberg SB (1973) Family tasks and reactions in the crisis of death. Soc Casework 54: 398-405

Goor C van, MacGillavry DHC, Roose HA (1969) Resultaten van de conferentie over crisisinterventie. Maandblad Geestelijke Volksgezondheid 24: 390-395

Götte JHA (1979) Psychiatrische Notfall- und Krisenintervention im Allgemeinkrankenhaus - Bilanz des ersten Jahres eines Kriseninterventionszentrums. Psychiatr Prax 6: 41-49

Götte JHA, Saleh U (1981) Kriseninterventionszentrum im Krankenhaus Am Urban, Berlin-Kreuzberg. In: Bauer M, Rose HK (Hrsg) (Aktion Psychisch Kranke) Ambulante Dienste für psychische Kranke, Tagungsbericht. Rheinland, Köln

Götte JHA, Wegener B (1982) Stationäre Psychiatrie in Kreuzberg - Bestandsaufnahme vor Beginn einer gemeindenah-sektorisierten Arbeitsweise. Psychiatr Prax 9: 119-125

Gourevitch M (1979) L'infirmerie psychiatrique près la préfecture de police. Urgence [Suppl] 14: 24-26

Greer F (1980) Toward a developmental view of adult crisis: A re-examination of crisis theory. J Human Psychol 20/4: 17-29

Greer S, Bagley C (1971) Effect of psychiatric intervention in attempted suicide: A controlled study. Br Med J I: 310-312

Grinker RR, Spiegel JP (1944) Brief psychotherapy in war neuroses. Psychosom Med 6: 123-131

Grivois H (1973) La psychiatrie et l'hôpital général à Paris - pourquoi le secteur? Psychiatrie 10: 69-82

Grivois H (1977) Au pied du mur: Crises aigues et réponses rapides. Psychol Méd 9/3: 549-554

Grivois H (1979a) Peut-on classer les urgences psychiatriques? Urgence [Suppl] 14: 9-12

Grivois H (1979b) Urgences à l'Hôtel-Dieu. Vie Soc Traitements 126: 15-18

Guido JA, Payne DH (1967) 72-hour psychiatric detention - clinical observation and treatment in a county general hospital. Arch Gen Psychiatry 16: 233-238

Haase HJ (Hrsg) (1977) Sozialpsychiatrie (3. Psychiatrie-Symposion, Landeck, 21. 5. 1976). Schattauer, Stuttgart

Haase HJ (Hrsg) (1978) Krisenintervention in der Psychiatrie (4. Psychiatrie-Symposion, Landeck, 3.6. 1977). Schattauer, Stuttgart

Haase HJ (1980) Von der Irrenanstalt über das Großkrankenhaus zum ausdifferenzierten Fachkrankenhaus (Editorial). Psycho 6: 435-438

Haase HJ (Hrsg) (1981) Bürgernahe Psychiatrie im Wirkungsbereich des psychiatrischen Krankenhauses. Perimed, Erlangen

Haase HJ (1982) Schlußwort. Dtsch Ärztebl 79/10: 15-16

Habermas J (1973) Legitimationsprobleme im Spätkapitalismus. Suhrkamp, Frankfurt/M (edition suhrkamp 623)

Häfner H (1974) Krisenintervention. Psychiatr Prax 1: 139-150

Häfner H (1975) Sondervotum zum Kapitel B.4.2.4 „Die Versorgung von neurotisch und psychosomatisch Kranken im stationären Versorgungsbereich (= stationäre, psychotherapeutische und psychosomatische Dienste)". In: Enquête-Kommission (Hrsg) Bericht über die Lage der Psychiatrie in der BRD - Zur psychiatrischen und psychotherapeutisch/psychosomatischen Versorgung der Bevölkerung. Deutscher Bundestag - 7. Wahlperiode. Bonn, S 416

Häfner H (1977) Psychiatrische Krisenintervention - Umsetzung in psychiatrischen Einrichtungen. Bericht über Entwicklungstendenzen in den westeuropäischen Ländern und den USA. Psychiatr Clin (Basel) 10: 27-63

Häfner H (1978) Krisenintervention und Notfallversorgung in der Psychiatrie. In: Haase HJ (Hrsg) Krisenintervention in der Psychiatrie (4. Psychiatrie-Symposion, Landeck, 3.6. 1977). Schattauer, Stuttgart, S 1-14

Häfner H (1979) Estimation of needs by epidemiological instruments. In: Häfner H (ed) Estimating needs for mental health care - a contribution of epidemiology. Springer, Berlin Heidelberg New York, pp 1-17

Häfner H (1983) Allgemeine und spezielle Krankheitsbegriffe in der Psychiatrie. Nervenarzt 54: 231-238

Häfner H, Helmchen H (1978) Psychiatrischer Notfall und psychiatrische Krise - Konzeptuelle Fragen. Nervenarzt 49: 82-87

Häfner H, Klug J (1982) The impact of an expanding community mental health service on patterns of bed usage: Evaluation of a four-year period of implementation. Psychol Med 12: 177-190

Häfner-Ranabauer W, Günzler G (1984) Entwicklung und Funktion des psychiatrischen Krisen- und Notfalldienstes in Mannheim. Fortschr Neurol Psychiatr 52: 83-90

Hagnell O (1970) The incidence and duration of episodes of mental illness in a total population. In: Hare EH, Wing JK (eds) Psychiatric epidemiology. Oxford University Press, London

Hamill WT, Fontana AF (1975) The immediate effects of chlorpromazine in newly admitted schizophrenic patients. Am J Psychiatry 132: 1023-1026

Hanke N (1984) Handbook of emergency psychiatry. Collamore, Lexington

Hansell N (1974) Intervention in crisis. Hosp Community Psychiatry 25/6: 390-391

Hanssen CA, Rosewall CR (1976) The crisis evaluation unit - a ripple in the pond. In: Parad HJ, Resnik HLP, Parad LG (eds) Emergency and disaster management - a mental health source book. Charles, Bowie, pp 75-85

Harder DW, Strauss JS, Kokes BA, Gift TE (1980) Life events and psychopathology severity among first psychiatric admissions. J Abnorm Psychol 89: 165-180

Hare EH, Wing JK (eds) (1970) Psychiatric epidemiology. Oxford University Press, London

Harper DW, Elliot-Harper C, Weinerman R, Anderson NJ, Nelson TA (1982) Comparison of AMA and non-AMA patients on a short-term crisis unit. Hosp Community Psychiatry 33/1: 46-48

Harris MR, Kalis BL, Freeman EH (1963) Precipitating stress: An approach to brief therapy. Am J Psychother 17: 465-471

Hauck P, Wegener B (1980) Katamnestische Untersuchung in einer Kriseninterventionsstation am Allgemeinkrankenhaus. Psychiatr Prax 7: 165-171

Hawton K, Gath D, Smith E (1979) Management of attempted suicide in Oxford. Br Med J II: 1040-1042

Hawton K, Bancroft J, Catalan J, Kingston B, Stedeford A, Welch N (1981) Domiciliary and outpatient treatment of self-poisoning patients by medical and non-medical staff. Psychol Med 11: 169-177

Heg MI, Endicott J, Gibbon M (1979) Brief hospitalization: 2-year follow-up. Arch Gen Psychiatry 36: 701-705

Heltzel R (1984) Überlegungen zur familienorientierten Arbeit auf einer psychiatrischen Akutstation. Psychiatr Prax 11: 144-150

Henderson HE (1976) Helping families in crisis: Police and social work intervention. Soc Work 21: 314-315

Henisz JE, Johnson D (1977) A crisis model revisited. Compr Psychiatry 18/2: 169-175

Henseler H (1981 a) Psychoanalytische Theorien zur Suizidalität. In: Henseler H, Reimer C (Hrsg) Selbstmordgefährdung - Zur Psychodynamik und Psychotherapie. Frommann, Stuttgart, S 113-135

Henseler H (1981 b) Krisenintervention - Vom bewußten zum unbewußten Konflikt des Suizidenten. In: Henseler H, Reimer C (Hrsg) Selbstmordgefährdung - Zur Psychodynamik und Psychotherapie. Frommann, Stuttgart, S 136-156

Henseler H, Reimer C (1981) Selbstmordgefährdung - Zur Psychodynamik und Psychotherapie. Frommann, Stuttgart

Hertl M (1984) Krisenintervention bei Suizidversuchen von Kindern und Jugendlichen. Dtsch Ärztebl 81/13: 994-996

Hertzler JO (1940) Crisis and dictatorship. Am Soc Rev 5: 157-169

Herz MI, Endicott J, Spitzer RL (1975) Brief hospitalization of patients with families: Initial results. Am J Psychiatry 132/4: 413-418

Herz MI, Endicott J, Spitzer RL (1976) Brief versus standard hospitalization: The families. Am J Psychiatry 133/7: 795-801

Herz MI, Endicott J, Spitzer RL (1977) Brief hospitalization: A two-year follow-up. Am J Psychiatry 134/5: 502-507

Heuser H, Proft D, Remplein-Koller S, Tasche HJ, Zilker GA (1980) Krisenintervention nach Suicidandrohungen und Suicidversuchen (Erfahrungen auf der Psychiatrischen Notfallstation des Bezirkskrankenhauses Haar). In: Festschrift zum 75-jährigen Bestehen des Bezirkskrankenhauses München-Haar. Selbstverlag, München

Hill R (1965) Generic features of families under stress. In: Parad HJ (ed) Crisis intervention: Selected readings. Family Service Assoc of America, New York, pp 32-52

Hinterhuber H (1982) Epidemiologie psychiatrischer Erkrankungen - Eine Feldstudie. Enke, Stuttgart

Hirsch SR, Platt S, Knights A, Weyman A (1979) Shortening hospital stay for psychiatric care: Effects on patients and their families. Br Med J I: 442-446

Holmes TH, Rahe RH (1967) The social readjustment rating scale. J Psychosom Res 11: 213-218

Horowitz MJ (1976) Diagnosis and treatment of stress response syndromes: General principles. In: Parad HJ, Resnik HLP, Parad LG (eds) Emergency and disaster management - a mental health source book. Charles, Bowie, pp 259-269

Hoye L van (1982) Krisisopvang en Krisisopvangcentra in Nederland. Thuislozenzorg 3/3-4: 8-12

Huber G, Gross G, Schüttler R (1977) Akutpsychiatrie. In: Reimer F (Hrsg) Krankenhauspsychiatrie. Fischer, Stuttgart, S 55-58

Hülsmeier H, Ciompi L (1984) Stationäre sozialpsychiatrische Krisenintervention am Beispiel der Kriseninterventionsstation der sozialpsychiatrischen Universitätsklinik Bern. Psychiatr Prax 11: 67-73

Hurwitz JI, Kaplan DM, Kaiser E (1962) Designing an instrument to assess parental coping mechanisms. Soc Casework 43: 10

Hyman SE (ed) (1984) Manual of psychiatric emergencies. Little, Brown, Boston

Ingham RE (1976) Transcultural consultation on crisis intervention. In: Parad HJ, Resnik HLP, Parad LG (eds) Emergency and disaster management - a mental health source book. Charles, Bowie, pp 187-198

Irniger W (1980) Krisenintervention aus der Sicht des Allgemeinarztes. In: Pöldinger W, Stoll-Hürlimann M (Hrsg) Krisenintervention auf interdisziplinärer Basis. Huber, Bern, S 52-60

Jaco EG (1970) Mental illness in response to stress. In: Levine S, Scotch NA (eds) Social stress. Aldine, Chicago, pp 210-227

Jacobson GF (1965) Crisis theory and treatment strategy: Some sociocultural and psychodynamic considerations. J Nerv Ment Dis 141/2: 209-218

Jacobson GF (1970) Crisis intervention from the viewpoint of the mental health professional. Pastoral Psychol 21: 21-28

Jacobson GF, Wilner DM, Morley WE et al (1965) The scope and practice of an early access and brief treatment psychiatric center. Am J Psychiatry 121: 1176-1182

Jacobson GF, Strickler M, Morley WE (1968) Generic and individual approaches to crisis intervention. Am J Public Health 58/2: 338-343

Janssens L, De Smet P (1983) Rundschreiben der Arrondissementeel Welzijnsorganisme Dendermonde vom 11.4. 1983

Jaspers K (1946) Allgemeine Psychopathologie, 4. Aufl. Springer, Berlin Göttingen Heidelberg

Kalis BL, Harris MR, Prestwood AR, Freeman EH (1961) Precipitating stress as a focus in psychotherapy. Arch Gen Psychiatry 5: 219-226

Kamal S (1981) Etude analytique et critique au sujet des urgences à l'hôpital de l'Hôtel-Dieu. Psychol Méd 13/13: 2155-2158

Kaplan DM (1968) Observations on crisis theory and practice. Soc Casework 49: 151-155

Kaplan DM, Mason EA (1960) Maternal reactions to premature birth viewed as an acute emotional disorder. Am J Orthopsychiatry 30: 3

Kardiner A (1969) Traumatic neuroses of war. In: Arieti S (ed) American handbook of psychiatry, vol I. Basic, New York, pp 245-257

Katschnig H (1979) Prospects for epidemiological research in neurosis. In: Häfner H (ed) Estimating needs for mental health care - a contribution of epidemiology. Springer, Berlin Heidelberg New York, pp 30-36

Katschnig H, Strotzka H (1977) Epidemiologie der Neurosen und psychosomatischen Störungen. In: Blohmke M, Ferber C von, Kisker KP, Schäfer H (Hrsg) Handbuch der Sozialmedizin, Bd 2. Enke, Stuttgart, S 272-310

Kaufman MR (1963) The role of the general hospital in community psychiatry. Compr Psychiatry 4/6: 426-432

Kennedy P (1972) Efficacy of a regional poisoning treatment center in preventing further suicidal behaviour. Br Med J IV: 255-257

Kennedy P (1979) Stellungnahme zu "Shortening hospital stay for psychiatric care". Br Med J III: 751

Kennedy P, Hird F (1980) Description and evaluation of a short-stay admission ward. Br J Psychiatry 136: 205-215

Kernberg OF (1978) Borderline Störungen und pathologischer Narzißmus, 2. Aufl. Suhrkamp, Frankfurt/M

Kernberg OF (1981) Zur Theorie der psychoanalytischen Psychotherapie. Psyche (Stuttg) 35/8: 673-704

Klemm H (1981) Krisen-Interventions-Zentren im Verbund mit Psychiatrischen Krankenhäusern. In: Haase HJ (Hrsg) Bürgernahe Psychiatrie im Wirkungsbereich des psychiatrischen Krankenhauses. Perimed, Erlangen, S 115-123

Kramer M, Taube CA (1973) The role of a national statistics program in the planning of community psychiatric services in the United States. In: Wing JK, Häfner H (eds) Roots of evaluation. Oxford University Press, London, pp 35-73

Kreitman N (1977) Parasuicide. Wiley, London

Kreitman N (1981) The epidemiology of suicide and parasuicide. Crisis 2/1: 1-13

Kresky-Wolff M, Matthews S, Kalibat F, Mosher LR (1982) Crossing place: A model for residential crisis intervention. Manuskript

Kritzer H, Pittman FS (1968) Overnight psychiatric care in a general hospital emergency room. Hosp Community Psychiatry 19/10: 303-306

Kulenkampff C (1959) Zum Problem der abnormen Krise in der Psychiatrie. Nervenarzt 30/2: 62-75

Kulenkampff C, Picard W (Hrsg) (1975) Gemeindenahe Psychiatrie. Aktion Psychisch Kranke. Rheinland, Köln

Kulessa C, Langendörfer R, Reiner A, Böhme K (1980) Die Sektion für Suizidforschung der Psychiatrischen Klinik der Universität Heidelberg. Suizidprophylaxe 7/23: 116-125

Langsley DG (1972) Crisis intervention. Am J Psychiatry 129/6: 734-736

Langsley DG, Machotka P, Flomenhaft K (1971) Avoiding mental hospital admission: A follow-up study. Am J Psychiatry 127/10: 1391-1394

Lauter H (1982) Die psychiatrische Versorgung von Suizidenten auf internistischen Stationen. In: Fiedler PA, Howe J, Kury H, Möller HJ (Hrsg) Herausforderung und Grenzen der klinischen Psychologie. Deutsche Gesellschaft Verhaltenstherapie, Tübingen

Lawson AAH, Mitchell I (1972) Patients with acute poisoning in a general medical unit. Br Med J IV: 153-156

Lazarus RS (1970) Cognitive and personality factors underlying threat and coping. In: Levine S, Scotch NA (eds) Social stress. Aldine, Chicago, pp 143-164

Lebensohn ZM (1963) A new role for the psychiatric unit of the community hospital. Compr Psychiatry 4/6: 375-380

LeMasters EE (1957) Parenthood as crisis. Marriage Fam Living 19: 4

Lemkau PV, Crocetti GM (1961) The Amsterdam municipial psychiatric service: A psychiatric-sociological review. Am J Psychiatry 117: 779-783

Lievens J (1981) Crisisopvang en Crisisinterventie. Welzijnsgids-Organisatie II.A.1.4., Afl 9 (september), pp 1-14

Lievens J, Roes T, Stevens E, Wittevrongel G (1981) Krisiscentra en krisisinterventie in Vlaanderen - modeverschijnsel of symptoom van een kankerende hulpverlening. Nationale Vereniging voor Geestelijke Gezondheidszorg, Gent

Lifton RJ, Olson E (1976) Death imprint in Buffalo Creek. In: Parad HJ, Resnik HLP, Parad LG (eds) Emergency and disaster management - a mental health source book. Charles, Bowie, pp 295-308

Lim MH (1981) A psychiatric emergency clinic: A study of first attendances over 6 months. Manuscript

Lindemann E (1944) Symptomatology and management of acute grief. Am J Psychiatry 101: 141-147

Lowy FH, Wintrob RM, Borwick B, Garmaise G, King HO (1971) A follow-up study of emergency psychiatric patients and their families. Compr Psychiatry 12/1: 36-47

Lukton RC (1973) Crisis theory and crisis intervention in social work practice. Ann Arbor, Doctoral dissertation. Gekürzt in: Lukton RC (1974) Crisis theory: Review and critique. Soc Serv Rev 48: 384-402

Lukton RC (1982) Myths and realities of crisis intervention. Soc Casework 63/5: 276-285

Luyn B van (1982) Crisisinterventie in Utrecht: van de idealen naar de praktijk. Maandblad Geestelijke Volksgezondheid 37/5: 496-512

Maier S (1980) Grundanforderungen an heutige psychiatrische Landeskrankenhäuser. Psycho 6: 436-437

Malan DH (1965) Psychoanalytische Kurztherapie - Eine kritische Untersuchung. Huber, Bern

Marmor J (1979) Short-term dynamic psychotherapy. Am J Psychiatry 136/2: 149-155

Maxmen JS, Tucker GJ (1973) The admission process. J Nerv Ment Dis 156/5: 327-340

Mazer M (1974) People in predicament: A study in psychiatric and psychosocial epidemiology. Soc Psychiatry 9: 85-90

McGee R (1974) Crisis intervention in the community. University Park Press, Baltimore

McGee R (1983) Crisis intervention and brief psychotherapy. In: Hersen M, Kazdin AE, Bellack AS (eds) The clinical psychology handbook. Pergamon, New York, pp 759-781

McGee TF (1968) Some basic considerations in crisis intervention. Community Ment Health J 4/4: 319-325

Mendel WM (1966) Effect of length of hospitalization on rate and quality of remission from acute psychotic episodes. J Nerv Ment Dis 143/3: 226-233

Millar WM, Henderson JG (1956) The health service in Amsterdam. Int J Soc Psychiatry 2/2: 141-150

Miller K (1963) The concept of crisis. Current status and mental health implications. Hum Organization 22: 195-201

Miller LC (1959) Short-term therapy with adolescents. Am J Orthopsychiatry 29: 4

Miller SI, Browning CH, Tyson RL (1971) A study of psychiatric emergencies: Part III. Findings on follow-up. Psychiatr Med 2: 133-137

Miller WB (1968) A psychiatric emergency service and some treatment concepts. Am J Psychiatry 124/7: 924-933

Mitchell CE (1977) Identifying the hazard: The key to crisis intervention. Am J Nurs 77/7: 1194-1196

Moll AE (1963) Evolution of psychiatry in a general hospital and the community. Compr Psychiatry 4/6: 394-408

Möller HJ, Geiger V (1981) Möglichkeiten zur „Compliance"-Verbesserung bei Parasuizidenten. Crisis 2/2: 122-129

Möller HJ, Geiger V (1982) Inanspruchnahme von Nachbetreuungsmaßnahmen durch Parasuizidenten: Probleme und Verbesserungsmöglichkeiten. In: Helmchen H, Linden M, Rüger U (Hrsg) Psychotherapie in der Psychiatrie. Springer, Berlin Heidelberg New York, S 179-184

Möller HJ, Werner V, Feuerlein W (1978) Beschreibung von 150 Patienten mit Selbstmordversuch durch Tabletten - unter besonderer Berücksichtigung des Selbstmordverhaltens und der Inanspruchnahme von Betreuungsmöglichkeiten für Suizidgefährdete. Arch Psychiatr Nervenkr 226: 113-135

Möller HJ, Torhorst A, Wächtler C (1982) Versorgung von Patienten nach Selbstmordversuch - Aufgaben, Probleme und Verbesserungsmöglichkeiten. Psychiatr Prax 9: 106-112

Morley WE (1970) Theory of crisis intervention. Pastoral Psychol 21: 14-20

Morris B (1968) Crisis intervention in a public welfare agency. Soc Casework 49: 612-617

Mosher LR (1982) Italy's revolutionary mental health law: An assessment. Am J Psychiatry 139/2: 199-203

Mosher LR, Reifman A, Menn A (1973) Characteristics of nonprofessionals serving as primary therapists for acute schizophrenics. Hosp Community Psychiatry 24/6: 391-396

Motto JA (1978) New approaches to crisis intervention. In: Aalberg V (ed) Proceedings IX. International Congress on suicide prevention and crisis intervention (Helsinki 20-23 June 1977). Oy Länsi-Savo, Mikkeli, pp 63-71

Müller C (1981) Psychiatrische Institutionen. Springer, Berlin Heidelberg New York

Muller JJ, Chafetz ME, Blane HT (1967) Acute psychiatric services in the general hospital: III. Statistical survey. Am J Psychiatry [Suppl] 124/4: 46-56

Müller K, Müller P (1982) Sektorisierte Psychiatrie in Israel. Psychiatr Prax 9: 113-118

Mulvaney JJ (1970) Short-term treatment of adolescents on an adult psychiatric unit. Hosp Community Psychiatry 21/8: 255-257

Murgatroyd S (1981) Reversal theory: A new perspective on crisis counseling. Br J Guidance Counsel 9/2: 180-193

Myers ES (1965) Conference on handling psychiatric emergencies. Am J Psychiatry 122: 224-225

Myers JK, Lindenthal JJ, Pepper MP (1971) Life events and psychiatric impairment. J Nerv Ment Dis 152/3: 149-157

Myers JK, Lindenthal JJ, Pepper MP (1975) Life events, social integration and psychiatric symptomatology. J Health Soc Behav 16/4: 421-427

Newson-Smith JGB, Hirsch SR (1979) A comparison of social workers and psychiatrists in evaluating parasuicide. Br J Psychiatry 134: 335-342

Nielsen J, Adserballe H, Bundgaard S, Henriksen E, Lomholt JC, Sterndorff B, Weibel E (1981) Psykiatrisk natservice (A night psychiatric service, mit engl. summary). Ugeskrift Laeger 143/8: 509-518

Nyeborg O, Rasmussen K, Wibroe G (1979) Københavns kommunehospitals psykiatriske akutoptagelse (An emergency psychiatric service in the Municipial Hospital, Copenhagen. Report of one year's function, mit engl. summary). Ugeskrift Laeger 141/25: 1715-1720

Ognyanov V, Cowen L (1974) A day hospital program for patients in crisis. Hosp Community Psychiatry 25/4: 209-210

Oppenheimer JR (1967) Use of crisis intervention in casework with the cancer patient and his family. Soc Work 12/2: 44-52

Parad HJ (1963) Brief ego-oriented casework with families in crisis. In: Parad HJ, Miller RR (eds) Ego-oriented casework: Problems and perspectives. Family Service Assoc of America (FSAA), New York, pp 145-164

Parad HJ (ed) (1965) Crisis intervention: Selected readings. Family Service Assoc of America (FSAA), New York

Parad HJ, Caplan G (1960) A framework for studying families in crisis. Soc Work 5: 3

Parad HJ, Parad LG (1968a) A study of crisis-oriented planned short-term treatment: Part I. Soc Casework 49: 346-355

Parad HJ, Parad LG (1968b) A study of crisis-oriented planned short-term treatment: Part II. Soc Casework 49: 418-426

Parad HJ, Resnik HLP, Parad LG (eds) (1976) Emergency and disaster management - a mental health source book. Charles, Bowie

Paul L (1966) Crisis intervention. Ment Hyg 50: 141-145

Pawlow IP (1927) Conditioned reflexes. Oxford University Press, London

Pearlman RL, Hecht M, Blackman S, Silberstein RM (1973) An acute treatment unit in a psychiatric emergency service. Hosp Community Psychiatry 24/7: 489-491

Perlman HH (1963) Some notes on the waiting list. Soc Casework 44: 4

Peters T (1983) Oikonde: Een gewoon huis in de straat. In: Coenegrachts K, Cauwenberge K van (Hrsg) Een bed voor meer dan een nacht. Van Loghum Slaterus, Gent, pp 21-34

Polak PR, Egan DJ, Van den Bergh RL, Williams V (1976) Crisis intervention in acute bereavement - a controlled study of primary prevention. In: Parad HJ, Resnik HLP, Parad LG (eds) Emergency and disaster management - a mental health source book. Charles, Bowie, pp 443-457

Pöldinger W, Ringel E (1969) Über die Notwendigkeit der Errichtung von Crisis-Intervention-Clinics. In: Ringel E (Hrsg) Selbstmordverhütung. Huber, Bern, S 195-201

Pöldinger W, Stoll-Hürlimann M (Hrsg) (1980) Krisenintervention auf interdisziplinärer Basis. Huber, Bern

Pörksen N (1970) Über Krisenintervention. Z Psychother Med Psychol 20: 85-95

Porter RA (1966) Crisis intervention and social work models. Community Ment Health J 2: 13-21

Puryear DA (1979) Helping people in crisis. Jossey-Bass, San Francisco

Querido A (1968) The shaping of community mental health. Br J Psychiatry 114: 293-302

Quitkin F, Rifkin A, Kaplan JH, Klein DF (1975) Treatment of acute schizophrenia with ultra-high-dose fluphenazine: A failure at shortening time on a crisis-intervention unit. Compr Psychiatry 16/3: 279-283

Rabiner CJ, Lurie A (1974) The case for psychiatric hospitalization. Am J Psychiatry 131/7: 761-764

Rapoport L (1962) The state of crisis: Some theoretical considerations. Soc Serv Rev 36: 211-217

Rapoport L (1965) Working with families in crisis: An exploration in preventive intervention. In: Parad HJ (ed) Crisis intervention: Selected readings. Family Service Assoc of America (FSAA), New York, pp 129-139

Rapoport L (1967) Crisis-oriented short-term casework. Soc Serv Rev 41: 31-43

Rapoport R (1963) Normal crises, family structure and mental health. Fam Proc 2/1: 68-80

Reding GR, Maguire B (1973) Nonsegregated acute psychiatric admissions to general hospitals - continuity of care within the community hospital. N Engl J Med 289/4: 185-189

Reibel S, Herz MI (1976) Limitations of brief hospital treatment. Am J Psychiatry 133/5: 518-521

Reimer C, Henseler H (1981) Mißglückte Interventionen bei Suizidenten. In: Henseler H, Reimer C (Hrsg) Selbstmordgefährdung - Zur Psychodynamik und Psychotherapie. Frommann, Stuttgart, S 171-187

Reiter L, Strotzka H (1977) Der Begriff der Krise. Psychiatr Clin (Basel) 10: 7-26

Rhine MW, Mayerson P (1971) Crisis hospitalization within a psychiatric emergency service. Am J Psychiatry 127/10: 1386-1391

Ringel E (1980) Selbstmordverhütung im Wandel. In: Pöldinger W, Stoll-Hürlimann M (Hrsg) Krisenintervention auf interdisziplinärer Basis. Huber, Bern, S 16-25

Roes T (1981) Krisis, krisisinterventie en krisisopvang: begripsomschrijving en terreinverkenning. In: Lievens J, Roes T, Stevens E, Wittevrongel G (eds) Krisiscentra en krisisinterventie in Vlaanderen - modeverschijnsel of symptoom van een kankerende hulpverlening. Nationale Vereniging voor Geestelijke Gezondheidszorg, Gent, pp 15-70

Rölz W, Eitel A, Wedler H (1980) Krisenintervention im Allgemeinkrankenhaus - meßbare Effekte? Suizidprophylaxe 7/23: 109-113

Rose HK (1978) Psychiatrische Poliklinik und Krisenintervention. In: Haase HJ (Hrsg) Krisenintervention in der Psychiatrie (4. Psychiatrie-Symposion, Landeck, 3.6. 1977). Schattauer, Stuttgart

Rusk TN (1971) Opportunity and technique in crisis psychiatry. Compr Psychiatry 12/3: 249-263

Sacks MH, Carpenter WT Jr, Scott WH (1974) Crisis and emergency on the psychiatric ward. Compr Psychiatry 15/1: 79-85

Samuel SE, Bagwell IL, Jones JP (1984) Psychiatric home visiting services. In: Bassuk EL, Birk AW (eds) Emergency psychiatry - concepts, methods and practices. Plenum, New York, pp 401-405

Satin DG (1971) Help!: Prevalence and disposition of psychosocial problems in the hospital emergency unit. Soc Psychiatry 6/3: 105-113

Satloff A, Worby CM (1970) The psychiatric emergency service: Mirror of change. Am J Psychiatry 126/11: 1628-1632

Satterfield WC (1977) Short-term group therapy for people in crisis. Hosp Community Psychiatry 28/7: 539-541

Scharfstetter C (1983) Schizophrene Menschen. Urban & Schwarzenberg, München

Scherl DL (1972) Crisis intervention with victims of rape. Soc Work 17: 37-42

Schmid AC, Baren JB (1973) An analysis of time factors in psychiatric crisis units. Hosp Community Psychiatry 24/4: 246-247

Schulberg HC, Sheldon A (1968) The probability of crisis and strategies for preventive intervention. Arch Gen Psychiatry 18: 553-558

Schwartz DA, Weiss AT, Miner JM (1972) Community psychiatry and emergency service. Am J Psychiatry 129/6: 710-715
Schwartz MD, Errera P (1963) Psychiatric care in a general hospital emergency room. Arch Gen Psychiatry 9: 113-121
Selye H (1969) It's a G.A.S. Psychol today 3/4: 25-26, 56
Sifneos PE (1960)A concept of "emotional crisis". Ment Hyg 44/2: 169-179
Skodol AE, Kass F, Charles E (1979) Crisis in psychotherapy: Principles of emergency consultation and intervention. Am J Orthopsychiatry 49/4: 585-597
Small L (1979) The briefer psychotherapies. Brunner & Mazel, New York
Sonneck G (1977) Suizidhandlungen und Krisenintervention. Psychiatr Clin (Basel) 10: 131-139
Sonneck G (1982) Krisenintervention und Suizidverhütung. Psychiatr Clin (Basel) 15/1-2
Sonneck G, Ringel E (1977) Technik der Krisenintervention. Psychiatr Clin (Basel) 10: 85-95
Sonneck G, Till W, Strauß F (1978) Krisenintervention im Rahmen einer psychiatrischen Ambulanz. In: Haase HJ (Hrsg) Krisenintervention in der Psychiatrie (4. Psychiatrie-Symposion, Landeck, 3.6. 1977). Schattauer, Stuttgart, S 137-155
Soreff MS (1981) Management of the psychiatric emergency. Wiley, New York
Spaulding RC, Edwards D, Fichman S (1976) The effect of psychiatric hospitalization in crisis. Compr Psychiatry 17/3: 457-460
Spitz L (1976) The evolution of a psychiatric emergency crisis intervention service in a medical emergency room. Compr Psychiatry 17/1: 99-113
Stein Z, Susser MW (1970) Bereavement as a precipitating event in mental illness. In: Hare EH, Wing JK (eds) Psychiatric epidemiology. Oxford University Press, London, pp 327-333
Stevens E (1981) Krisisinterventie-organisatie: naar een regionaal samenwerkingsmodel. In: Lievens J, Roes T, Stevens E, Wittevrongel G (eds) Krisiscentra en krisisinterventie in Vlaanderen - modeverschijnsel of symptoom van een kankerende hulpverlening. Nationale Vereniging voor Geestelijke Gezondheidszorg, Gent, pp 108-123
Strickler M (1965) Applying crisis theory in a community clinic. Soc Casework 46: 150-154
Strömgren E (1963) The psychiatric hospital as centre of community psychiatry. Compr Psychiatry 4/6: 433-441
Strotzka H (1969) Kleinburg - Eine sozialpsychiatrische Feldstudie. Österreichischer Bundesverlag, Wien
Strotzka H (1977) Theorie und Praxis der Sozialpsychiatrie bei Neurosen, Charakterstörungen und Krisenreaktionen. In: Haase HJ (Hrsg) Sozialpsychiatrie (3. Psychiatrie-Symposion, Landeck, 21.5. 1976). Schattauer, Stuttgart, S 11-18
Stuart MR, Mackey KJ (1977) Defining the differences between crisis intervention and short-term therapy. Hosp Community Psychiatry 28/7: 527-529
Switzer DK (1970) Crisis intervention techniques for the minister. Pastoral Psychol 21: 29
Tancredi LR (1982) Emergency psychiatry and crisis intervention: Some legal and ethical issues. Psychiatr Ann 12/8: 799-804/806
Taplin JR (1971) Crisis theory: Critique and reformulation. Community Ment Health J 7/1: 13-23
Temkov I (1977) Psychiatrische Krisenintervention - organisatorische und administrative Bedingungen im staatlichen Gesundheitsdienst Bulgariens. Psychiatr Clin (Basel) 10: 64-84
Thomas CS, Weisman GK (1970) Emergency planning: The practical and theoretical backdrop to an emergency treatment unit. Int J Soc Psychiatry 16/4: 283-287
Titchener JL, Kapp FT, Winget C (1976) The Buffalo Creek syndrome - symptoms and character change after a major disaster. In: Parad HJ, Resnik HLP, Parad LG (eds) Emergency and disaster management - a mental health source book. Charles, Bowie, pp 283-294
Trakas DA, Lloyd G (1971) Emergency management in a short-term open group. Compr Psychiatry 12/2: 170-175
Tyhurst JS (1951) Individual reactions to community disasters. Am J Psychiatry 107: 764-769
Tyhurst JS (1958) The role of transitional states - including disaster - in mental illness. In: Symposion on preventive and social psychiatry, Walter Reed Army Institute of research. US Government Printing Office, Washington
Tyson RL, Miller SI, Browning CH (1970) A study of psychiatric emergencies: Part I. Demographic data. Psychiatry Med 1: 349-357
Ungerleider JT (1960) The psychiatric emergency. Arch Gen Psychiatry 3: 593-601
Viederman M (1983) The psycho life narrative: A psychotherapeutic intervention useful in crisis situations. Psychiatry 46: 236-246

Voineskos G, Morrison MF, Jain RC (1974) The introduction of a crisis unit in a mental hospital. Can Psychiatr Assoc J 19/5: 445-452

Walker JI (1983) Psychiatric emergencies - intervention and resolution. Lippincott, Philadelphia

Walker WR, Parsons, Skelton (1973) Brief hospitalization on a crisis service: A study of patient and treatment variables. Am J Psychiatry 130/8: 896-900

Walter B (1947) Thema und Variationen. Bermann-Fischer, Stockholm

Wedler H (1975) Betreuung Suizidgefährdeter in der Medizinischen Klinik der Städt. Kliniken Darmstadt. Suizidprophylaxe 2/2: 76-81

Weisman G, Feirstein A, Thomas C (1969) Three-day hospitalization - a model for intensive intervention. Arch Gen Psychiatry 21: 620-629

West DA, Litwork E, Oberlander K, Martin DA (1980) Emergency psychiatric home visiting: Report of four years experience. J Clin Psychiatry 41/4: 113-118

Wise TN, Berlin RM (1981) Burn-out: Stresses in consultation-liaison psychiatry. Psychosomatics 22/9: 744-751

Wittevrongel G (1981) De inbedding van krisisinterventie in de maatschappij, haar mogelijkheden, rol en funktie... en haar gevaren. In: Lievens J, Roes T, Stevens E, Wittevrongel G (1981) Krisiscentra en krisisinterventie in Vlaanderen - modeverschijnsel of symptoom van een kankerende hulpverlening. Nationale Vereniging voor Geestelijke Gezondheidszorg, Gent, pp 71-107

Wolberg LR (1983) Kurzzeit-Psychotherapie. Thieme, Stuttgart

Wolff S (1976) Sozialpsychologische Anmerkungen zur psychiatrischen Kriseninterventíon. In: Picard W, Helle HJ (Hrsg) Zur psychiatrischen Soziologie, Soziologenkorrespondenz (Universität München) Neue Folge Heft 3. S 144-215

Wulliemier F, Kremer P, Carron R (1977) Vergleichende Studie über zwei Interventionsarten bei Suicidanten, die im allgemeinen Krankenhaus aufgenommen worden sind. Suizidprophylaxe 4/13: 248-250

Zonana H, Henisz JE, Levine M (1973) Psychiatric emergency services a decade later. Int J Psychiatry Med 4/3: 273-290

Zusman J (1976) Meeting mental health needs in disaster: A public health view. In: Parad HJ, Resnik HLP, Parad LG (eds) Emergency and disaster management - a mental health source book. Charles, Bowie, pp 245-257

Neben den im Literaturverzeichnis angegebenen Publikationen über einzelne, in dieser Arbeit beschriebene Krisenzentren, standen dem Autor folgende, im Selbstverlag der Krisenzentren erschienene Jahresreporte, Rechenschaftsberichte und Broschüren zur Verfügung.

Krisiscentrum *Amsterdam*
- Overzicht over de jaren 1979, 1980, 1981

Amok *Antwerpen*
- 10 Jaar Amok
- Jaarverslag: Werking 1982

Crisis-Interventiecentrum *Den Haag*
- 's-Gravenhaagse Vereniging Dr. Schroeder van der Kolk - Information
- Psychiatrisch Centrum

De Ark Gent
- Jaarverslag 1981

Oikonde *Gent*
- Driemaandelijks Tijdschrift Jaargang 1982 Nrs. 1 en 2

Crisis Interventie Centrum *Haarlem*
- Jaarverslag 1981

Oikonde *Leuven*
- 10-Jarenverslag 1981
- Jaarverslag 1980
- Jaarverslag 1981
- Jaarverslag 1982

Krisis Opvang Centrum *Maastricht*
- Jaarverslag 1980/81